貓頭鷹書房

有些書套著嚴肅的學術外衣，但內容平易近人，非常好讀；有些書討論近乎冷僻的主題，其實意蘊深遠，充滿閱讀的樂趣；還有些書大家時時掛在嘴邊，但我們卻從未看過……

如果沒有人推薦、提醒、出版，這些散發著智慧光芒的傑作，就會在我們的生命中錯失——因此我們有了**貓頭鷹書房**，作為這些書安身立命的家，也作為我們智性活動的主題樂園。

貓頭鷹書房——智者在此垂釣

內容簡介

三十多年來，愛滋感染者始終盼望治癒疾病的療法，兩位「柏林病患」治癒愛滋病的特殊經歷，成了所有人關注的對象。本書由ＨＩＶ研究人員霍特執筆，親自探訪兩位柏林病患及他們的醫生，透過他們的故事，將愛滋醫療三十多年來的重要發展一一呈現。愛滋病毒的致病機制、病患的抗病過程、醫生與研究人員的全心投入，以及醫療產業的限制與政治角力等，無一不讓人動容。藉由本書，必能了解愛滋醫療發展的來龍去脈，更能進一步理解柏林病患對整體醫療進展的重要性。

作者簡介

霍特（Nathalia Holt），專長為ＨＩＶ生物學。她的研究造就了ＨＩＶ基因療法領域的重大進展。曾在麻州綜合醫院、麻省理工學院與哈佛大學的雷根研究所，以及南加州大學、圖蘭大學受訓研究。現居波士頓。她將柏林病患的經歷，融合自己長期對ＨＩＶ及愛滋醫療的研究，撰寫成本書，並首度道出愛滋醫療是如何來到這個驚人的轉捩點。

譯者簡介

王年愷（前言至第十八章前半），台灣大學外文系、台北藝術大學管絃擊樂研究所畢業，現就讀台灣師範大學翻譯研究所博士班，譯有《小心，別踩到我北方的腳！》、《網路讓我們變笨？》、《TOO BIG TO KNOW》（以上由貓頭鷹出版）等，文章散見於《ＰＡＲ表演藝術》和《謬斯客》雜誌。

王羿婷（第十八章後半至二十八章），一九八五年生於高雄市。中山大學外國語文學系學士，台灣大學外國語文學所碩士。

楊雨樵（注釋至時間軸），台大獸醫所碩士畢。現為專職故事講述者，於實體或線上開設「世界民間故事講座」。曾譯有《寄生蟲圖鑑》、《改變歷史的元素之王——碳》（臉譜），著有甲骨文故事集《藝》——字中事。

貓頭鷹書房 247

戰勝愛滋

一段永遠改變醫療科學的故事

Cured

How the Berlin Patients Defeated HIV and Forever Changed Medical Science

霍特◎著

王年愷、王羿婷、楊雨樵◎譯

貓頭鷹

貓頭鷹書房 247　　ISBN 978-986-262-241-4

戰勝愛滋：一段永遠改變醫療科學的故事

作　　者　霍特（Nathalia Holt）
譯　　者　王年愷、王羿婷、楊雨樵
名詞審訂　羅一鈞
責任編輯　吳欣庭
協力編輯　邵芷筠
校　　對　魏秋綢
版面構成　健呈電腦排版股份有限公司
封面設計　Erin Lee
總 編 輯　謝宜英
業務專員　林智萱
出 版 者　貓頭鷹出版
發 行 人　涂玉雲
發　　行　英屬蓋曼群島商家庭傳媒股份有限公司城邦分公司
104 台北市中山區民生東路二段 141 號 2 樓
畫撥帳號：19863813；戶名：書虫股份有限公司
城邦讀書花園：www.cite.com.tw　購書服務信箱：service@readingclub.com.tw
購書服務專線：02-25007718 ～ 9（周一至周五上午 09:30-12:00；下午 13:30-17:00）
24 小時傳真專線：02-25001990 ～ 1
香港發行所　城邦（香港）出版集團／電話：852-25086231 ／傳真：852-25789337
馬新發行所　城邦（馬新）出版集團／電話：603-90578822 ／傳真：603-90576622
印 製 廠　成陽印刷股份有限公司
初　　版　2015 年 5 月

定　　價　新台幣 360 元／港幣 120 元

讀者服務信箱　owl@cph.com.tw
貓頭鷹知識網　http://www.owls.tw
歡迎上網訂購；
大量團購請洽專線 02-25007696 轉 2729

城邦讀書花園
www.cite.com.tw

國家圖書館出版品預行編目資料

戰勝愛滋：一段永遠改變醫療科學的故事／霍特（Nathalia Holt）著；王年愷，王羿婷，楊雨樵譯. -- 初版. -- 臺北市：貓頭鷹出版：家庭傳媒城邦分公司發行, 2015.05
面；　公分. --（貓頭鷹書房；247）
譯自：Cured: how the Berlin patients defeated HIV and forever changed medical science
ISBN 978-986-262-241-4（平裝）

1. 霍特（Holt, Nathalia）　2. 愛滋病　3. 傳記
4. 德國

415.238　　104004627

■推薦序

在愛滋幽谷中探尋生路

羅一鈞

全世界三千五百萬名愛滋感染患者，都希望把愛滋病毒完全趕出身體，回到原本毫無感染的狀態，也把伴隨而生的汙名一併逐出心裡。

一九九八年曾經有過一位基因特殊的柏林病患，幾乎達到這種「治癒」的目標。但「治癒零感染」的真正成功實例，全球直到二〇〇八年才發生在另一個柏林病患身上。他有愛滋感染又有白血病，在接受了特殊捐贈者（先天帶有缺陷的CCR5受器）的骨髓移植後，醫生為了避免藥物交互作用，而停止雞尾酒療法，卻發現愛滋病毒竟從此再也驗不到。八年來，這名柏林病患不僅血液測不到愛滋病毒，腦脊髓液、淋巴組織、腸胃道組織的精密檢查也都找不到愛滋病毒，終於被宣布「治癒零感染」，成功戰勝愛滋。

這個全球首例，充滿巧合（特殊捐贈者）與好運（接受骨髓移植後成功存活），有點像武俠小說的主角人物，在奇毒纏身後，以絕妙機緣獲得治癒。能從愛滋與白血病兩大殺手底下絕處逢生、降伏病魔，迄今仍是舉世無雙。

在作者的生花妙筆下，我們細細體會柏林病患的心路歷程、醫療專家的冒險嘗試，以及周遭人物的鼎力相助。愛滋不僅僅是疾病，患者更煎熬的是得知染病後來自生理、心理、社會各方面的巨大壓力。從兩位柏林病患的故事，就可以領略到公共衛生、社會偏見、性別歧視與愛滋交織難解的藍色蜘蛛網，疾病的隱喻處處可見。這部作品書寫的，其實是三十多年來人類如何在愛滋幽谷中找尋生路。柏林病患讓我們看到柳暗花明之處，是奮戰不懈的人性光輝。

羅一鈞 疾病管制署首席防疫醫師

■推薦序

為了治癒，我們閱讀屬於明天的知識

汪其楣

這本書讓我回顧了二十世紀八〇年代以來愛滋在人類生活中的發展小史，尤其可貴的是，讀到了許多人在醫療及病理研究上所做的努力，所分享於世的成果，以及所奉獻的熱情。這些人包括了第一線的醫生、病理和生命科學的研究者、藥物提供者、支持研究的人，以及感染者本身。

在愛滋悄然來到人間的八〇、九〇年代，我也失去幾位在天涯海角救治無門的感染者朋友。那時候身體上出現的跡象提示他們去就醫，而驗血後的陽性反應就如晴天霹靂一般。記得一九八九年，我正在美國東岸擔任訪問學者，突然朋友死訊傳來，接到的竟然是他母親寫的卡片，安慰我們這些曾在一起創作的朋友。她告訴我，不要因他的離去而悲傷和憂悶，更不要因他的死於愛滋而憤怒或絕望。他的父母對他沒有責怪，也對死亡原因不加隱瞞，他們的寬容和慈愛在那個對親人也「說不出口的時代」，就像一條非常強烈的傳輸線，頓時讓我百感交集而不禁嚶嚶哭泣。

我的室友是一位亞裔的女士，在耶魯大學擔任住院醫師，她走到我身邊，讀我手中的卡片，一看死因是愛滋引起的肺炎，她也嘆了口氣，我忍不住抱怨，從確診到發病的時間很短，我們真的束手無策？真的什麼辦法都沒有嗎？她力圖平靜地告訴我很多她所接觸到醫療和防止感染的事例。

談到夜闌，她帶一點玩笑的口吻說，你不要再哭了，有希望的。你知道嗎？所有名校的醫學院、各大研究中心都在比賽，一定會找到治癒的方法！我心頭一震，也牢記著這句話。

閱讀這樣一本「醫普」的書，的確花了我不少時間，但我也出奇地有耐心，我原本以為會跳過所有細胞在人體內，就是那些專有名詞和圖解很多的部分，結果沒有，我一句也不願遺漏，我想知道身體裡面的故事。當年室友女醫的話語如在耳邊，我就悉心閱讀那些聲名顯赫的醫學院和研究中心如何從感染者的身上發現病毒行徑與死角，同時窮究與其他病症或許相關的治癒之道。世界愛滋會議和診間、科學的假設與求證、愛滋的特殊社會環境，和感染者的特殊心理狀況都如此真實、如此熟悉。這一切也與我個人的書寫有關，一九九二年我開始在報章雜誌上寫「愛滋深呼吸」專欄，一九九四年出版ＡＩＤＳ文學備忘錄《海洋心情》，東潤的第一版和遠流的第二版都很快售罄，而那還是隱諱的、一個人悄悄閱讀愛滋的時代。十五年後，又因台灣防疫和照護的進展，而添加了新的書寫，於是有了近年逗點版的新編＋精選。

如同本書中常寫到研究者和醫療界的互通有無、互相轉介，在台灣醫護、社工、關心防疫的公私立團體和個人，因為對抗愛滋而產生注視和了解。對於作者周詳細緻而四通八達地描述各路功能性治療方法的試驗過程，令我充滿了對情節發展的好奇和尋求知識的熱切。書頁的字裡行間，浮出的不只是柏林、或紐約、舊金山、華府的病人，是一張張我曾經認識的感染者的面容。二〇一四年，我又把已完成的《青春悲懷——台灣愛滋戰場紀實戲劇》交由 Readmoo 以電子書發行。用藥的場景也在劇本中一再出現，時代與情境已截然不同了。同時在今年，也把劇本交給臨床護理專家柯乃熒主持的大專愛滋工作坊，由南北各校的同學們排演和討論，也有健康生活著的感染者來到現場與大家懇談。

當同學們在設身處地的戲劇扮演中產生了強烈的角色認同後，他們在討論時的問答就更為確實，亦有知識上的深入與周延。他們每一張年輕的臉上有著更多堅毅、更想為平等而真實的信念與理想發聲的力量。

當社會一般觀念還停留在上個世紀，也就是病毒問世之初的驚慌失措，當媒體仍然習慣對愛滋防治做負面及反智的報導，當不少照護和防疫機構為了名或利而將愛滋感染者更加弱勢化，卻都對防治和認知是完全沒有幫助的今日台灣，一本尋求治癒之道的知性閱讀就非常值得鼓勵和傳布。

事實上，我們國內對愛滋的醫療，已有諸多不為外人所知的進步與成果，有待出版家把醫師、護理師、個管師、社工及研究者的經驗和努力書寫發表出來。生活在我們周圍的感染者也會在這樣的閱讀中得到認同與安慰，和克服難題的能量，就能用更精確的態度對待自己，用可治癒的信念照顧自己。

汪其楣 資深戲劇家／《青春悲懷》作者

好評推薦

偶然因緣下，台灣關愛之家的創辦人與董事們與我分享了愛滋病患的照護與相處，在實際前往關愛之家參訪後，更足了解了愛滋感染者的照護是如何缺乏，與所承受的不平等對待。《戰勝愛滋》書中，作者從醫學角度詳述與愛滋病毒的對決，在長久不懈的努力下，愛滋現今已變成可控制的慢性病；同時透過病患的抗病過程，描繪出其處境的艱難，心理生理所遭受的雙重折磨。讓我們打開本書，認識愛滋，了解愛滋，摘下畏懼與有色的眼鏡，學習接受並開始關懷這群應被好好照護，卻被我們忽略漠視的同胞們。

——何飛鵬，台灣關愛基金會顧問

我覺得此書既是一本愛滋的科普書，更是一本精彩的故事書。作者一方面用淺白的方式，向讀者介紹從一九八〇年代至今累積的各種愛滋科學知識及醫療發展，另一方面也透過許多訪談與生命故事，呈現這些知識及藥物產出過程的複雜政治性。作者娓娓道出一個又一個歷史背後的故事，讓我們看到醫院、藥廠、研究者、政府、民間團體以及感染者等角色，在這過程中如何角力及互相影響。這裡面不只是疾病知識，還有人的感受，是一本有血有淚有溫度的科普書。

——杜思誠，台灣同志諮詢熱線政策推廣主任

古往今來，人類對醫藥的渴望，大抵不出「藥到病除」；不能藥到病除者，若非不治之症，則屬沉痾痼疾，傷身但不致命。近代科研創造出例外，疾病的社會意義與病人的生命價值，乃至因果之間的人類社會行為，因此得到解構重塑與再詮釋的機會；癌症如是，愛滋亦如是。

科研不易，一點一滴都是智慧結晶，「共存」成為新課題。生命不再有立即的危險，但處於其中的人們，依然渴望病除；社會環境愈惡劣，渴望愈強烈，這個年代的台灣即是。一日，科研成功，問題是否真的被解決。我想，端視「問題」界定，而《戰勝愛滋》一書，提供最豐富真實的思辨素材。

——林宜慧，愛滋感染者權益促進會祕書長

這幾年接觸台灣及中國河南的愛滋感染者時，我最常被問到「還要等多久才能等到攻克愛滋病毒的藥物或治療方式出現」？我總是帶著樂觀、鼓勵且肯定口氣回答：「現在最重要的是積極接受治療，按時回診，按時服藥。只有把自己的身體養好了，才有辦法迎接攻克愛滋的到來。」愛滋研究三十多年，柏林病患成功治癒的案例對愛滋病患來說已顯露曙光。愛滋醫療研究進展實際上

也比其他疾病快速，使得愛滋病患配合三合一藥物治療下，逐步被歸納為可以控制的慢性疾病。然一般社會大眾對於愛滋仍心存歧視與恐懼，我們也一直呼籲，我們所對抗的是「疾病」本身，而不是「人」，改變這樣的觀念的確還需要很多人共同努力。

「戰勝愛滋」是每一位愛滋感染者的共同願望，在這個過程中，醫療團隊永不放棄的努力著。透過《戰勝愛滋》這本科普級專書，讓大家更了解愛滋治療研究的脈絡。真心希望因為更了解疾病之後，「愛滋」不再令人恐慌，而是每一個人都可以坦然面對的慢性病。

——林郁修，財團法人台灣關愛基金會執行長

二〇一三年十一月三日，我在舊金山參加一個「邁向治癒愛滋」的國際學術會議，場外天寒地凍，場內熱血沸騰，「柏林病患」提摩西·雷·布朗正在演說他的心路歷程。他是全世界第一位愛滋病毒感染者經由骨髓移植而痊癒的個案。長久以來愛滋病是世紀的黑死病，更飽受各種汙名化。雖然已經有可控制的所謂雞尾酒療法，但是離痊癒仍遙不可及。柏林病患的故事替感染者帶來一線希望，彷彿在漫漫長夜中露出了一絲曙光，也在科學上證實戰勝愛滋是可能的。難得的是布朗歷經感染者的辛苦經歷，雖然已經痊癒，但仍以過來人的身分致力於愛滋病研究及去汙名化的各種努力，更希望以自身的經驗鼓勵感染者勇敢地與愛滋病奮鬥。《戰勝愛滋》一書讓我想起寒冬裡他溫煦的微笑，相信可以給世人帶來莫大的鼓舞，見證改變醫學歷史的一頁。

——林錫勳，台灣愛滋病學會理事長

回顧過去，愛滋病現在早已被視為是一種可控制的慢性傳染病，然不可諱言，醫界仍汲汲地找尋可以根治它的藥物或方法，而目前也仍無有效的疫苗可供預防。但相較於市場上已有數十幾種抗反轉錄病毒藥物的今日，人們很容易忘記，二十五年前愛滋病患並沒有真正的治療方案，且大多數患者皆不久於人世。透過醫界、藥界、研究人員、藥物監管和開發部門等的共同努力，尤其是促進治療的愛滋活動家、以及關心愛滋議題的民間團體的倡議，目前對抗反轉錄病毒的利器藥物，某種程度上就是這些積極份子努力的明證。本書透過一位曾遭遇可能感染風險的HIV研究人員觀點，詳細的闡述人類社群對抗愛滋的歷程，對於希望了解整體愛滋防治概念的同好們，不失為良好的參考書籍，亦是見證HIV此一病毒、病症、治療、研究、醫療體系與產業、政策與政治、病人處境……等整體醫療發展史，隨時間演變轉折進步之最佳捷徑。

——施伯南，財團法人台灣紅絲帶基金會董事長

《戰勝愛滋》帶領讀者走入人類對抗愛滋病毒的歷史，作者將艱澀的醫學知識以深入淺出的方式呈現，同時也見證了許多前輩為了摯愛致力投身尋找解方。在愛滋生態裡，本書勾勒出醫療科學、社會文化、人文關懷、維權倡議、政治經濟等多元樣貌，透過幾位重量級人物在不同時空背景的交織下，彷彿邀讀者一起看見愛滋治癒的曙光就在不遠處。

——徐森杰，社團法人台灣露德協會祕書長

愛滋，讓我們看見痛苦的絕望，但也展現了人性的求生意志與奮鬥精神。《戰勝愛滋》透過兩名柏林病患，融合了相關的醫療科學與生命故事，可敬的友情與愛情處處可見。在全球愛滋疫情尚未被克服之前，願此書帶給世人知識與勇氣，攜手共同戰勝愛滋的歧視與恐懼。

——楊婕妤，台灣關愛之家協會創辦人

在愛滋病的歷史上，從來不是健康與死亡這二個選項，它帶給人類社會對於汙名、壓迫的反思，也讓我們看到團結、醫療、人權與愛的重要。但在台灣，政府依然用懲戒感染者的法令、恐嚇式的愛滋教育、抽遍男同志血的公衛政策來進行愛滋防治。現今，我們對於愛滋病的認識已知它非致命的絕症，但在人權與平等對待上，台灣還有好一段路要走。

——鄭智偉，台灣同志諮詢熱線協會社工主任

這是在醫療科學中最難以置信的故事之一：治癒愛滋。

——《國家地理雜誌》

這本書可得知愛滋病令人驚異的細節，並從而分享作者帶來的希望。

——《紐約時報》書評

作者呈現一連串的研究報告，指出這些研究如何讓科學家抱著一個疾病終將可被治癒的希望，而她投注的情感流竄在她的行文間。這在社會史與醫學紀錄上同等重要。

——The Daily Beast 評論網

在這本平易近人且充滿驚喜的著作中，霍特這位由麻省理工學院與哈佛訓練出來的科學家，領著我們觀看在治療這曾是絕症的過程中出現的重大突破。

——《出版者周刊》

這本令人驚豔的書，講的是醫療科學在一連串反常的勝利中如何步步靠近第一隻愛滋疫苗。同時也是一本精密的回顧，揉合了當代醫學精進醫療策略的資訊。

——科克斯書評

在醫學界的眾人絕望地掙扎著去控制ＨＩＶ爆發的縝密故事中，作者提醒我們最棒的醫學故事就是人們的第一手故事：他們的決定，他們的勇氣，與他們的能力。在最好的狀況下，這番歷史的重述，可說是保護了我們全部的人。

——黛博拉·布魯姆，《落毒事件簿》作者

獻給柏林病患布朗與韓恩，以及所有與HIV搏鬥的人

醫藥不一定會照課本上寫的運作。

——耶森

戰勝愛滋：一段永遠改變醫療科學的故事　目次

人物列表

柏林病患

克利斯倩・韓恩　第一位柏林病患，德國人，接受早期治療和一種實驗性的癌症藥物

提摩西・雷・布朗　第二位柏林病患，美國人，在柏林接受抗HIV細胞的幹細胞移植手術

科學家

海科・耶森　韓恩的醫生

格洛・胡特　布朗的醫生

尤莉安娜・利斯維茲　耶森重要的合作對象

羅伯特・查爾斯・加洛　HIV的共同發現人之一，促成耶森和利斯維茲合作的功臣

布魯斯・華克　發現韓恩的療法如何運作

何大一 HIV早期治療的重要推手

艾克哈德．提爾 胡特的直屬長官，讓布朗的移植手術得以進行

卡爾．裘恩 將布朗的療法轉成通用療法的研究員

寶拉．卡儂 將布朗的療法轉成通用療法的研究員

大衛．馬格里斯 將韓恩的療法轉成通用療法的研究員

前言

針刺穿了兩層手套，刺入我手指的柔軟皮膚裡。這樣快速一刺，不痛不癢。我坐在排風櫃前，一動也不動，只是試著理解剛剛的事情有多嚴重。我的實驗室位在洛杉磯川流不息的日落大道下面，坐落在洛杉磯兒童醫院的動物研究機構裡。繁忙的道路上人山人海，但下面的實驗室是我有生以來見識過數一數二安靜的地方：過濾再過濾的空氣；沉重的門；在長袍、口罩和髮網下根本辨認不出來的人。我一個人在實驗室裡不知道待過多少個小時：無數個晚上，我都在排風櫃前工作，只聽見上千隻老鼠焦急、可怖的吱吱聲。

現在，在加壓通氣的排風櫃裡，就躺著一隻無助的動物，一隻小白鼠，在沉睡之中呼吸著。牠的鼻子上帶著一個小小的透明面罩，讓老鼠吸入異氟烷：這是一種強烈的麻醉劑，可以讓老鼠不會亂動，好讓我進行危險的操作。問題是，老鼠並沒有完全一動也不動。正當我動手要注射一劑實驗室培養的高濃度強病毒株ＨＩＶ時，老鼠抽動了。剎那間，完全想像不到的事情發生了：針不小心刺到我的手指。

我那時就讀博士班三年級，正在研究一種創新的基因療法來對付ＨＩＶ。這個方法背後的概念，是剔除一個ＨＩＶ進入細胞所需要的基因：若是從幹細胞裡拿掉這個基因，再將幹細胞植入病患體內，那麼所有從這些幹細胞生成的免疫細胞就能對ＨＩＶ免疫。這樣是希望能創造出一種可以確實治癒ＨＩＶ的方法，而這種模式當時只有在一個人身上見過：「柏林病患」。那時我們並不知道他是誰，只知道我們想複製他的經驗，套用在別的ＨＩＶ患者身上。我們把這些改造過的幹細胞注射到老鼠體內，來測試這種療法。這些老鼠也不是普通的老鼠，而是經過基因工程，改造變成沒有自己的免疫系統。人類幹細胞注射進去後，牠們就會發育出可以運作的人類免疫系統（或者說，老鼠體內能發展出近似人類的免疫系統）。讓我們覺得刺激的是，我們可以直接拿ＨＩＶ注射到這些老鼠體內：我們不需要用其他類似的病毒，可以用貨真價實的ＨＩＶ。我們的研究還再向前推了一步：我們不只是想治癒隨便一種ＨＩＶ，而是想治癒所能找到最毒、最兇狠的病毒株。倘若我們有辦法治得了這樣的病毒，那麼我們就治得了所有的病毒株。

不過，我們選用強病毒株的ＨＩＶ，這下讓我覺得是個天大的錯誤。我不但可能染上ＨＩＶ，染上的還有可能是會快速造成愛滋病的超強病毒株。

我獨自一人，在那沒有窗戶的房間裡；保護我不受病原侵襲的排風櫃，運轉的聲音充滿我的耳朵。我坐了一下，看了看那隻老鼠。我的第一個直覺，是假裝這一切都沒發生。我不想跟任何人坦承我會做出這種蠢事。根據實驗室的規範，我應該立即請求協助，再脫下手套，用一種特別用來殺死病毒和細菌的肥皂沖洗傷口十五分鐘。但是，老鼠要怎麼辦呢？我完全不知道要怎麼辦。更扯的是，安全規範還是我寫的。有一句話特別讓我擔心：「所有植入ＨＩＶ的操作必須有至少二人在場。」這樣的安全機制，就是為了現在這種時刻設計的。在我自己制定的規範下，我不應該煩惱老鼠的事，因為現場會有另一個人來幫忙。我違反了自己的規範了。

我不能把老鼠丟在那裡不管。我轉身往左，看了看那隻老鼠的同伴。牠們全都被麻醉了，靜靜地睡在籠子裡。如果放著牠們在麻醉狀態中太久，牠們就會死掉。我眼前躺的這隻也會死掉。對我來說，牠們不只是實驗動物而已。這些老鼠一個個出生的那個晚上，我人就在現場。我用雙手捧著牠們粉紅色的小身體，拿著一根跟人類頭髮一樣細的針，從牠們臉頰上的一根靜脈注射好幾百萬個人類幹細胞。我緊張地看著牠們長大，心裡知道有一些老鼠會死掉。三個月以後的現在，我正準備在牠們體內注射一種殺過好幾百萬人的病毒。我跟這些老鼠的關係非比尋常：每一次抽血、每一次的操作，我都呵護牠們。其他研究人員懶得用麻醉藥的時候，我還是會用麻醉藥。我不想要牠們受苦，即使只是一分一秒也一樣。如果牠們因為我控制不了的因素而受了苦，即使每一隻對我來說都是無價之寶，代表好幾周的辛苦工作，我還是會把牠們安樂死。

但另一方面，ＨＩＶ注射之後就會快速肆虐。雖然意外被針刺到而受到感染的比例很小，但我碰到的情況不一樣。在大多數意外針刺的案例中，流血的那一方已經在服用抗病毒藥物了，所以血液裡偵測不到病毒。我的情況正好相反。我手上的針裡是高濃度型式的病毒，當初就是設計成讓每隻老鼠被感染的劑量極大化。有些研究顯示，若在接觸到病毒一小時內接受抗病毒藥物治療，傳染到ＨＩＶ的機率就會降低。時間正在一分一秒流逝中。

彷彿被附身一般，我冷靜地進行了那天的實驗，假裝什麼事都沒發生。我快速拉起面前老鼠的肚皮，注射了病毒，讓老鼠接受了既定的ＨＩＶ劑量，就跟我剛剛不小心注射進我自己手裡的劑量一樣。心底安定下來後，我把針扔進裝滿漂白水的桶子裡，並關掉氣流，讓老鼠不再吸入麻醉劑。我小心翼翼地將牠放回籠子裡，注意牠的鼻子沒被襯底的布遮住，沒有東西可能會擋住呼吸道。我看著牠的同伴聞牠、用鬍鬚刺探牠。我等了一分鐘，看著牠從麻藥下的慢動作恢復成正常的急促呼吸。牠的身體抽了一下，醒過來了，翻了身站了起來。牠不會有事，但我呢？

不知怎麼搞的，我還繼續把病毒注射進剩下所有的老鼠，重複剛剛讓我不小心刺到自己的同樣動作。我清理了排風櫃、收拾了麻醉器具、工具，脫下了實驗衣、口罩、髮網和實驗室鞋。我一抓起門把，手就開始發抖了。走出老鼠實驗室，我馬上就崩潰了。我計時洗了十五分鐘的手、瘋狂地將碘酒搓進手指上幾乎看不見的傷口裡。我走出了迷宮般的實驗室建築地下室，踏進溫暖的加州陽光之中。在熙來攘往的車流中，我過了馬路，走進我指導教授卡儂的研究室。

「我被針刺了。」我告訴她。走廊上傳來學生彼此嬉鬧的笑聲。卡儂的反應一如往常，鎮靜不亂。她打了通電話到診療室，我們就過去了。在洛杉磯兒童醫院的主要建築裡，卡儂不斷搞笑、抱怨她的先生、吹噓她的孩子，讓我分心。由於我前幾年失去了母親，卡儂變成了代理母親的角色。她是多角色合一的指導教授、母親和朋友。我愛她。我接受必要的抗病毒藥物時，她一直都在我身邊。

下個月起，我開始吃一套標準的藥物；全世界有好幾百萬人服用這套藥物，好讓病毒不發作。這些藥不便宜：光是那一個月的藥物，醫院就支付了一千元美金。更糟的是藥物的副作用：我整個月都腸胃不適，不斷地嘔吐；另外，藥物也讓我疲憊不堪。我整個人覺得失魂落魄。那整個月裡，我一邊抱怨我自己釀成的意外所造成的後遺症，一邊想著那些不知凡幾、天天服用這些藥物的人：不是吃一個月，而是吃一輩子。不是大家都會對抗病毒藥物適應不良，但還是有不少人會很難受。有些人不光只是難以適應副作用而已，還要不斷尋找出一套能控制住他們體內病毒的藥物組合。更可憐的是那些受到感染但拿不到這些救命藥物的人（而我服用這些藥還在抱怨）。這本書除了敘述我們怎麼發展出治療的方法，還說明我們要如何做，才能讓全世界三千四百萬感染ＨＩＶ的人都能得到治療。

我很幸運，沒有感染ＨＩＶ。我們改變了實驗室的安全規範；在一些協助之下，我們也改變了將病毒注射進老鼠的方式，確保團隊裡不會再有人不小心被針刺到。我常常講這段故事，因為這說明了我如何在需要堅強的一刻有多麼脆弱。接下來，我將敘述兩位非凡男性的生平故事；這兩人都從感染ＨＩＶ到完全治癒。在敘述他們的故事時，我會訴說所有的高低起伏。由於我會提到他們的弱處，我至少必須說一個我自己的弱處，這樣才不會有失公平。除了自曝其短外，這件事也改變了我看待HIV的方式：它不再是一個抽象的科學概念、一個必須解決的醫學雜症，而是變成一個人性的難題。

兩位普通的男性，改變了我們著手尋找HIV療法的方式。本書敘述他們以及其他人的故事，是經過無數個小時，親自訪談病患、朋友、醫師和研究人員得來的。有時候（特別是回憶超過十年前的事情時），相關人士各自的記憶不盡相同。有時候我會寫下不同的說法；有時候我會寫出最符合相關事實和文件的說法。

有些人（包括第一位柏林病患）要求不具名，我也遵照這些要求，在書中使用化名、改寫能辨認的特徵。

在二〇〇九年以前，研究人員不會使用「治癒」這個字；即使是現在，仍然有科學家看到這個字眼會皺眉。我們必須清楚定義「治癒」是什麼意思。

在科學界裡，我們會談到兩種治療方法：「根除性治癒」和「功能性治癒」。根除性治癒一如其名：這樣的療法會消滅體內的病原體，使得病毒完全驗不出來。相對地，功能性治癒不會完全消除病原體。不過，任何一種療法都代表病患不用再服藥或接受療程。兩種療法都代表病患不用擔心體內有病毒在生長，或是在破壞免疫系統。同時，病患感染其他人的可能性也微乎其微。

在功能性治癒的病患體內，會藏著病毒的蛛絲馬跡，但只有最靈敏的檢驗法才找得到。接受這種療法的人會被治癒，但幾乎一定會在體內留下一小撮病毒。在大多數的情況下，療法是根除性或是功能性的並不重要：他們只想被治癒而已。兩位柏林病患接受的都是功能性治癒，表示他們的體內仍然有病毒，也一直會殘留病毒。這種「治癒」的方式看似奇怪，但其實不然。小孩子染上水痘，一旦消疹退燒後，引發水痘的水痘病毒會在體內殘留一輩子不發作。

病毒在病理界獨特之處，在於它們能在我們體內活下來，卻不會造成疾病。在一八九二年首次發現病毒以前，大規模的傳染病被視為是「微生物」與「疾病」之間的單純關係：受到感染就會生病。柯霍氏假說歸納了這個原則；這一套一八八四年提出的假說包含四條，說明了疾病與微生物之間的關係。這套原則以簡單的說法，從數量和單純的感染力上定義出疾病的原因。雖然這套原則在炭疽病和其他由細菌造成的疾病上相當管用，但病毒是在這套原則提出之後才被發現的；從現今已知的病毒世界觀來看，柯霍氏假說就不適用了。小兒麻痺病毒可以感染成千上萬的孩童，但只會在百分之一的人身上造成癱瘓的症狀：有可能染上病毒卻不發病。我們現在才剛開始理解我們與病毒的共同演化史。人類基因體裡處處有古代病毒的痕跡：這些病毒一旦在我們體內繁殖，就被困在我們的ＤＮＡ裡，一代又一代地傳了下來。事實上，人體內大約百分之八的基因可以追溯到古代的反轉錄病毒殘骸；這些殘留物躲在我們的染色體裡面。這個概念（我們體內可以留有致命的病毒，卻不會受到疾病的威脅）就是ＨＩＶ功能性治癒的根據。不過，柏林病患所接受的療法，只是故事的一半而已；另一半是我們怎麼利用這種療法，以及這種療法如何激發我們周遭的人和醫學知識。

在討論科學研究時，實在無法納進所有可以視為相關的研究。我收錄進來的，是這個領域的專家認為最切要、最精采的研究。雖然大部分的研究已經出版，有一些仍然在早期階段中，所以這些研究的結果來自研討會和實驗報告。我們必須注意的是，這些資料的可靠性不如刊登在學術期刊上的研究資料。

本書的主題，是兩個獨特又富有爭議的醫療案件。為了讓我的報導平衡，我會從科學議題的層面探討這兩個案例為何有爭議。在適當的場合下，我會包括進行研究的研究人員之意見，或是名聲特別有分量的人之看法。有爭端的意見，詳見書末的「注釋」。

本書也坦然討論新療法如何上市，以及上市的過程所遇到的困難。科學研究如何才能將有限的經費發揮最大化的利用：這是個相當關鍵的問題，當今的研究圈子也不斷爭論這一點。投資在新療法上的資金依然不足。「治療ＨＩＶ的過程最困難之處，就是治療過程本身」：我們很想要這樣子想，但事實上真正的難題在於把療程帶給飽受疾病之苦的數百萬病患。

科學絕美之處，在於每一項研究（不論有多微小）都能把科學界向前推進一小步。正因如此，這本書站立在先前諸多叢書、研究論文，和實驗報告的肩膀之上。治療ＨＩＶ的故事之中，每個案例都經過仔細檢視，代表整個拼圖的一小塊。我所做的，就是試著把拼圖拼起來。

第一部

一位醫生、兩位病患、幾次檢驗

總有一天，這一切都需要顯影、小心印出來、定影。

——伊舍伍德，《告別柏林》

第一章　不願面對真相的好醫生

街道擠爆了。參加「同、雙性戀平權與解放華盛頓進軍」遊行的群眾多到讓人窒息。耶森醫生覺得自己難以保持冷靜。這場遊行有超過一百萬人參與。那是一九九三年一個和煦的四月晴天；櫻花盛開的時節將盡，華盛頓的國家廣場上處處是柔和的粉紅和白色花朵，像芬芳的雪花一般從樹上落下，讓街道渲染上一層美豔。耶森需要找個地方讓自己靜一靜。他在遠離演講和遊行的地方找到一張沒有人的長凳，在這個離家鄉柏林好幾千公里遠的地方坐了下來，腦子只有不停繞著一件事情旋轉：安德魯。即使安德魯這時就在群眾裡，只距離耶森一兩百公尺，但兩人的情感已經遙不可及了。他們的感情正在崩解。沒錯，安德魯是有對耶森不忠，但耶森原諒了安德魯，因為他還愛他。現在，安德魯說他感冒了。

對大部分人來說，家人說自己感冒是一件很正常的事。對習慣平撫親友情緒的醫生來說，感冒絕對不是什麼大不了的事。但是，耶森不像一般的醫生。當安德魯抱怨他喉嚨在痛、身體疲倦、發燒，又起了疹子時，耶森愈來愈擔心。他心裡所想的，導因於他在柏林執業的小診所中經歷的事情。跟他談過的病患不乏看似感冒的年輕男子，但這些人腦海深處都只有想著一件事：跟一位剛認識的對象共度一晚、一場記不太起來的派對、保險套難以戴上。許多病患說得非常詳盡，將接觸病毒的經過一五一十地說出來，哪一天哪個時辰受到感染都記得很清楚。這是因為他們的病不是流感病毒造成的，常常是另一個非常不一樣的病毒。

在醫學詞彙裡，「前驅症狀」指的是讓人知道疾病即將發病的症狀。這些症狀與疾病本身相當分明，許多病原體都會產生類似的情形。舉例來說，各種病毒會造成相同的前驅症狀：在發燒、覺得寒冷、感到暈眩噁心之前，我們通常會覺得疼痛、疲倦。這種感覺是對身體的警訊，警告我們快要生病了。

有些病毒（如帶狀皰疹和其他皰疹的病毒）在開始入侵時，會經過類似的過程。病毒會先經過一段潛伏期：它會躲在我們的身體裡面，像一顆在孵蛋器中的蛋，等待到它準備好讓人知道它的存在。在這段時間裡，病毒會快速擴張、不斷複製。潛伏期短至數分鐘，長至好幾十年，端視疾病與受到感染的個體而定。這段時間讓病毒有機會壯大起來，彷彿是病毒在訓練自己，準備打生平中最重要的一仗。等到病毒準備好進入下一個階段、顯現出疾病最初的症狀時，我們的免疫系統已經開始敗退了。

HIV跟許多病毒一樣，會善用短暫的潛伏期。病毒會自我複製上百萬遍，一切都在身體尚未正確辨認出來、針對病毒的特性發動攻擊時。等到感染變嚴重時，早已經有上千萬個病毒入侵，不只攻擊我們的血球細胞，甚至還直接潛進體內組織裡。病毒會消滅腸道裡的免疫系統，在許多器官（如淋巴結和骨髓）裡組成壽命很長的病毒窩。病毒會躲在「休息中」的免疫細胞裡；這些細胞之所以「休息中」，是因為它們不再進行細胞分裂。病毒將自己融入細胞的DNA裡，再進入休眠狀態。當細胞在幾年（甚至幾十年）後醒過來時，病毒也隨之醒過來，狡猾地利用這個細胞來複製出更多的病毒出來。

這些休息中的T細胞，有如石礦中的稀有寶石一般。雖然數量不多，但HIV有辦法找到它們。在這個與外界隔絕的藏身之處裡，HIV能待上好幾十年而不被發現，抗病毒藥物對它亦無效。這就是為什麼我們現今的療法不能完全去除這個病毒：無論藥物多麼善於攻擊病毒，它們就是沒辦法到達藏身在休息中免疫細胞裡的HIV病毒窩。約翰霍普金斯大學醫學院研究員西里西安諾如此形容這項挑戰：「除非你有辦法完完全全處理到每一個細胞，否則病毒就脫離不了你。」就算HIV帶原者吃了好幾十年的抗病毒藥物，就算他們去除掉血液裡所有的病毒痕跡，一旦停止服藥，病毒就會大舉返回，回到服藥之前的同樣強度。

在不到一年的時間內，病毒就會成為體內細胞和我們自己的一部分。等到我們開始感受到疾病最初的輕微症狀時，病毒已經在我們體內造成大規模、無法回復的傷害了。即使如此，我們還是不以為意，天真地以為我們只是感冒了。

這就是為什麼耶森聽到安德魯感冒時會擔心的原因。若加上安德魯的不忠，整個情形相當讓人擔憂。耶森將事情的來龍去脈在腦中整理了一遍，懷疑他自己是不是白擔心了——他是否只是太為自己心愛的男人操心了？他想：「這就是治療自己心愛的人會碰到的問題：你就是無法相信你的判斷。」雖然一般都認為醫生不應該治療親人，但他們還是經常這樣做。在美國，超過百分之八十的醫生曾經替親人開過處方。耶森雖然知道自己踰越了醫生與病患關係的分寸，他就是無法自已。他知道這會嚇到安德魯，但他非得跟安德魯坦白不可。在回柏林的飛機上，他向安德魯坦承他的擔憂。安德魯相當緊張，同意接受ＨＩＶ檢驗。

在前西柏林的同志社區舍納堡裡，耶森親自替安德魯進行檢驗。他的診所位在一棟二十世紀初布雜藝術風格的華麗大樓，整層二樓的一半為診療的空間，另一半是耶森的住所。在德國統一後的一九九〇年代初期重拾醫藥行業並非易事。醫生若要自行開業，機會相當受限。由於德國有全民健保，政府會嚴格控管醫療服務提供者，包括私人診所開業。在這之後，德國的醫生人數不足，但在一九九〇年代初期卻是人數過剩，因此新開診所幾乎是不可能的事。耶森正好在政府暫停所有新開診所申請前擠進了他的申請書。德國現今甚少有新診所開張，而是由執業醫師交接給另一位醫師。

耶森為他的診所創造了屬於他自己的醫藥訓練，不受學術圈限制。他設計了一套專業，特別針對同性戀男性的健康需求：基層治療、傳染病和運動醫療。他特別關照無處可就醫的青少年同志；這些弱勢的病患可以到他那裡接受治療和輔導，以及找到理解他們的人。耶森完成了傳染病的專業訓練；接受這個訓練的原因相當明確。他加進了運動醫療，因為他知道男同志會上健身房，會因此受到運動傷害。他找到理念一致的醫生加入他的診所，包括一位接受過專門訓練、能照顧他病患心理治療需求的諮商師。

把老舊的建築改裝成耶森想要的新潮現代診所實在是一項大挑戰。在漫長的整修期間裡，耶森徹底貫徹了家庭醫生的態度，挨家挨戶親自走訪街坊鄰里。耶森的父母住在德國北方的家族農場，也特地南下前來幫忙。光是診所的牆壁，就花了三個月的刮漆、泥作和粉刷工程才完成。耶森的家人一直都以不同的方式在他身旁支持他。過了幾年，耶森的弟弟厄尼也到了耶森的診所當醫生。

耶森在家族的農場長大，放學後和暑假期間會照顧牛群。由於耶森是長子，他的祖父非常堅持耶森有朝一日必須接手農場。耶森出生時，他們的小村子還為此慶祝一番，因為他的出生被視為出奇的好運：有兒子可以延續家族傳統。不過，耶森的父親有不同的想法。由於他自己被迫跟他的父親一樣務農，他希望耶森可以找到自己的一條路。

耶森在柏林完成醫學院的訓練後，就為了醫學研究獎學金搬到舊金山，同時也去看了看美國是什麼樣子。在世界許多地方，ＨＩＶ不斷造成病患死亡，而且死亡的人數也在快速成長。這個情形在一九八〇年代末期的舊金山特別明顯。身染重病的年輕男性多到讓當地醫院負荷不來，但醫院也無法提供任何有效的治療。這樣的情景看起來毫無希望。

對耶森這樣的年輕同志醫生來說，這種情形實在讓人無法承受。這是他首次見識到同志圈裡HIV的影響有多大。耶森說，在舊金山，「同志生活就代表HIV」。他發覺自己漸漸從醫學圈退出。他看見那麼多年輕男性的生命被疾病摧毀，這使得他質疑自己，為何當初要選擇從醫。有一件事情他再清楚不過了：他未來絕對不可能治療HIV病患。他根本承受不起。他回到德國鄉下，對自己的未來沒有頭緒。他該不該走容易走的路呢？他思考著回鄉下當醫生：若在家族農場附近開業，這樣的單純生活相當吸引他。

一九八九年，他聽到柏林圍牆倒下的那一刻，這一切都改變了。他馬上就收拾了行李。他趕回柏林的目的，有一部分是想經歷這個盛大的文化經驗，以及對他所屬的城市和國家頌揚。對耶森與其他湧進柏林的人來說，柏林那時成為「一個超大的派對；在東部一切都瓦解了，沒有任何的規則、沒有房租……這是逃脫醫生生涯最好的方式」。耶森回到柏林之後，就放開了一切栽進派對圈裡了。他有六個月的時間沒有碰醫學，成天與朋友在派對裡度日。在慶祝的浪潮之下，他試圖讓自己的頭腦麻痺，不再去想他在舊金山看到的可怕案例。這位有抱負、有才華的年輕醫師，卻能在醫院之外度過日子。這裡的都市同志文化，跟舊金山裡充滿恐懼與絕望的文化差太多了。

他最後在前西柏林的舍納堡一帶租了一間小公寓。跟前東柏林的狂放派對和被占據的廢棄公寓比起來，舍納堡安靜得多了。這個社區充滿了樹蔭，條條街道都種滿行道樹，華麗的老公寓之間有著小巧的社區公園。社區裡仍可見到第二次世界大戰的傷痕：精心雕琢的巴洛克風格建築旁邊，卻是門面醜陋的新建龐然大物；這些是戰後趕著修補所留下的結果。

有一天晚上，耶森又參加了一個熱鬧的派對，在那裡遇見一位年輕的美國人。這場派對跟許多派對一樣，是在一間被占據的廢棄公寓舉行的；那裡還有先前住戶留下來的東西，印證了從前鐵幕後的生活。耶森穿梭在群眾裡面時，安德魯突然有如鶴立雞群一般出現。這位美國人看起來像是高中生，年輕的臉龐和明亮的雙眼透露出無憂無慮的個性。安德魯的父母是美國西岸自由派人士，而安德魯本人富有魅力、舉止自然衝動，又愛冒險，展現出來的恰好與耶森細心規畫的個性相反。據耶森所說，那晚他遇見了人生的摯愛。這一個人會讓耶森探究一項史無前例的HIV療法。

耶森的診所外面沒有招牌，只有窗戶裡一個不起眼的小牌子，讓人知道裡面有一間診所。走進建築裡，最先是一個又暗又髒的門廊，前方是一個滿是灰塵、沒有自然採光的老舊樓梯，繞四層樓到診所門口。對預期會聽到壞消息的病患來說，樓梯有如一個可怕的前廳。安德魯就是爬著這個樓梯，到耶森的診所和住所跟他碰面。他們幾周前就從華盛頓回來了。診所一周七天都有開放，假日也沒有休診。安德魯總是知道哪裡可以找到耶森。隔開診所與住所的牆，還不如說是一道薄膜，無法把耶森的生活和工作分開。

耶森告訴安德魯檢驗的結果。他以前曾這樣告知過無數次的結果，告知的對象都是像安德魯這樣的年輕男子。他一如往常的溫柔，但這次卻不一樣了：他診斷的是他自己的男友、另一半、最愛又最信賴的人。他們在耶森的住所裡互相擁抱，兩人的眼淚潸然而下。那是一九九三年，所有感染HIV的人都會因愛滋病而死。能治療HIV的藥物，只有AZT（立妥威）一種，而且藥效還不足以讓人活命。

耶森馬上就想到他認識的研究人員，以及一場即將到來的研討會。他會想盡辦法讓安德魯活著。他在腦子深處也想到他自己的風險。他跟一位HIV帶原者上過床。以他自己所知來說，他知道他應該接受檢驗，但他硬是壓住了這個念頭。他合理化了自己的不願，告訴了自己，安德魯現在需要他。等到他找到了治療安德魯的方法後，他才會思考讓自己接受檢驗。即使他自己就是一位醫生，熟知這個病毒有多麼致命，他仍然堅決認為他不可能染病。

安德魯的生命裡有耶森，讓他覺得非常幸運。但是，他的朋友就沒有這麼相信耶森。他們認為，耶森的診斷只是胡謅出來的，是故意操弄檢驗結果，藉此控制安德魯。即使另一位醫生確認了這個診斷無誤，安德魯的朋友依然存疑。他們想盡辦法說服安德魯，說這一切都是陰謀，甚至還說這是具龐大影響力的愛滋病患權益團體愛滋平權聯盟（ACT UP）故意感染了他。雖然有許多人試圖影響他，但安德魯依然相信耶森。他是HIV帶原者。由於耶森打算突破當時HIV治療的界限，這個信賴關係即將接受最嚴酷的考驗。

不過，安德魯最終並沒有成為研究圈裡著名的柏林病患之一。他離開了耶森，也離開了德國。安德魯留給耶森的禮物，是激起耶森的熱情，讓他探究一個具有風險的創新策略來對抗愛滋病。耶森從安德魯身上得到的經驗，讓他更堅定地成為一種新的家庭醫生，有足夠的勇氣、膽量和衝勁來尋找治癒ＨＩＶ的方式。這股熱情會帶著他治療兩位改寫醫學史的男性，而在這過程中，這兩人也會分別得到有如懸疑小說般的稱號：柏林病患。

第二章 與家庭醫生的一次會診

一九九六年的一天，韓恩穿過了柏林的一個鬧區；那是個盛陽的孟夏之日，一個讓人無法想像會有壞事發生的一天。街上處處是坐在露天咖啡廳的人，雖然不過剛過午後，但街上已經聽得到酒吧和夜店傳出來的音樂聲。韓恩走進了許多男同志常去的診所，小小一間，不會引人注意。前一個月，在五月十號那天，他做了一件蠢事。他去了一個派對，發生了沒有保護措施的性行為，接下來一周就生了病。他的感染不僅讓他生病，也讓他異常疲倦。他的喉嚨疼痛，淋巴結也腫脹，整個情形讓他聯想到水痘。他相信他染上了病毒，但不是HIV。由於病況愈來愈嚴重，他決定造訪他的家庭醫生耶森。

他走進忙碌的診所，跟耶森會面，告訴了耶森他的恐懼，詳述他發生危險性行為和發病的確切日期。對韓恩來說，耶森不是隨便一個人：耶森是他的醫生，但一如耶森的許多病患，他也把耶森當成他的朋友。耶森的年紀與韓恩相仿，兩人都接近三十歲。耶森在五年前開了自己的診所。由於他自己經歷過HIV的恐懼，他更能以同理心對待他的病患。他還是會想念安德魯；這個男人讓他傷透了心，現在雖是HIV帶原者，但仍健康地與新男友在西班牙生活。安德魯驗出HIV病毒後四個月，耶森首次為自己做HIV檢驗。這讓人很難理解：為什麼一位知道及早治療有多重要的醫生，會等那麼久才讓自己接受檢驗？不過，愛情會讓人做出不理性的事情。檢驗的結果是陰性反應。

耶森的候診室感覺一直都人聲鼎沸，他覺得每天結束都完全精疲力盡。不過，他直接幫助了他的病患，當中無形的收穫讓他有了生存的動力。他告訴他的朋友和同僚，他並沒有專注在研究上；他想要處理人的事。

耶森一聽到韓恩描述類似感冒的症狀，馬上就想到HIV。在他的年輕同志客戶群裡，耶森屢屢碰上這個病毒，也經常會懷疑病患染上HIV。

耶森坐在診療室的桌子旁，以清晰、鎮定的聲音說話。「我們會替你做檢驗，」他一邊說著，一邊直視韓恩的眼睛。「我們會抽一點血。你明天再過來，我們來談一談。一周後結果就會出來。」耶森沒有讓韓恩著急，盡其所能回答了韓恩的問題。韓恩顯然不擔心，他不相信他受到感染。不過，從耶森的角度來看，韓恩接觸的病毒正好與他感冒般的症狀吻合。這完全就是嚴重的HIV急性感染的模樣。耶森開始進行他的檢驗前諮商；他對所有可能感染HIV的病患都會這樣做，讓他們準備好接受結果，無論結果是好是壞。他的諮商結合了同理心、科學和預防方式，綜合起來讓病患的情緒準備好接受診斷的結果。這個諮商讓病患認得什麼樣的行為有風險、理解ＨＩＶ檢驗如何進行，以及當結果是陽性時會怎麼處理。耶森是與病患談論ＨＩＶ診斷的專家，甚至還在柏林的洪堡大學開設了一門「宣布壞消息」的課給醫學院學生。

醫學上有兩種方法檢驗病患是否感染ＨＩＶ：第一種方法檢驗的是人體對病毒的反應，第二種則是直接偵測病毒。第一種方法是抗體檢驗。我們的身體會製造抗體，以用來逮捕入侵的病原體。這種檢驗方式的問題，就在於人體平均需要花上二十五天才能產生對抗ＨＩＶ的抗體。若要等待ＨＩＶ的診斷，等上一個月實在太久了。

即使一九九〇年代大多數人都是接受ＨＩＶ抗體檢驗，但耶森決定讓韓恩接受ＰＣＲ（聚合酶鏈鎖反應）式的檢驗。耶森知道，如果他猜的沒錯，韓恩確實受到感染的話，那麼韓恩的身體還來不及製造抗體來直接對抗病毒。他必須直接檢驗是否有ＨＩＶ存在。若要這樣，就不是檢驗身體對病毒的反應，而是要進行ＰＣＲ檢驗。ＰＣＲ檢驗必須在實驗室裡進行，檢驗會辨認出ＨＩＶ特定的部位，小即每個病毒都會有的基因。ＰＣＲ的過程中會大量複製特定基因，使得病毒數量雖少也能被測到。在當時，接受這樣的檢驗是一件不尋常的事，大多數的醫生都只是等上一個月，再採用抗體檢驗。不過，何大一實驗室的新興研究，影響了耶森的想法。何大一是在紐約市工作的研究員，他有一套理論，認為關鍵是在ＨＩＶ感染初期就開始治療，因此需要及早進行ＨＩＶ診斷。耶森要韓恩回診，看看新的檢驗方法會得到什麼結果。

韓恩有摯友，有深愛他的溫暖家庭，但是他沒有告訴任何人他接受了ＨＩＶ檢驗。由於他自己都不覺得他是HIV帶原者，又何必跟別人說呢？

韓恩長大的地方，在德國南部的鄉下。他憶起童年時，覺得兒少時光相當快樂。他對語言學有興趣，先是在家鄉的學校學習語言學，後來在一九九五年決定搬到柏林。韓恩非常喜愛這座城市。跟家鄉比起來，柏林跟那個一萬人的小鎮有著天壤之別。雖然他生性害羞，但不久便在大學裡交到許多新朋友。他的社交生活讓他喘不過氣來；剛剛來到都會區的人常常會這樣。隨後，他在派對上做了一件高風險的事：他與一位幾乎不認識的人發生性行為。現在，離他搬到大城市不過一年的時間，他就在這裡首次接受HIV檢驗。

雖然HIV在柏林的媒體上受到相當大的關注，韓恩覺得他與這個傳染病是隔絕開來的。他認識的人裡，沒有任何一位是HIV帶原者。韓恩說：「《時代》雜誌的封面上有個人。」指的就是何大一；這個人會影響韓恩接受的療法，但韓恩卻幾乎記不起這個人是誰。即使德國的《明鏡周刊》報導一九九五年全世界感染HIV的案例不斷增加，但韓恩很難將這些嚴肅的數據與他周遭年輕、健康的朋友連結在一起。在他第一次看病後一周，他又坐在候診室裡；他聽到診間呼喚他的名字時，覺得輕鬆、有自信。

耶森要護士準備好茶。這是對護士的暗示，表示他要告訴病患的是HIV確診。他偏好把一切安撫情緒的東西都準備好，讓他跟病患說完話後可以馬上使用。耶森走進診療室，跟韓恩握了手。韓恩坐在桌子的另一邊，離檢診台大約一公尺的距離。整個診療室都是白色的：白色的牆壁、白色的檢診台，還有被從大窗戶進來的風吹得鼓鼓的白如紗布的薄窗簾。房間裡是現代風格的家具，不是鍍鉻就是深色的木頭。

耶森先以他所謂的「鳴槍警告」開始談話。他直視韓恩的雙眼，對韓恩說：「我沒有替你帶來好消息。」接著停了幾秒鐘。

這絕對不會是那天耶森唯一的一個ＨＩＶ確診談話。他的候診室滿是受到感染的年輕男子。不過，耶森對韓恩特別溫柔，即使他對韓恩說「你的ＨＩＶ檢驗結果是陽性的」也一樣。他想要讓韓恩體認到這個病毒有多嚴重，但也想向天保證有治療的方式，而且關鍵就是馬上開始服藥。在告知壞消息後，耶森擁抱了韓恩，摸了摸韓恩的背來安撫他。

當耶森告訴韓恩檢驗結果時，他評估了這位病患的個性。那時耶森已經算是家庭醫生中的特例了：他會將研究融入他的實際工作裡。他與韓恩坐在診療室時，心裡想著韓恩是否能受益於一種新的實驗性藥物；他有將這種藥物少量開給一小群剛剛受到感染的病患。耶森是第一個將這種藥物開給ＨＩＶ病患的醫生；第一位接受的病患就是他的男友安德魯。現在，耶森思索著這種藥物是否能幫助世界各地的人，而韓恩這一位負責任的年輕人能不能成為受試對象之一。

韓恩聽到自己呈陽性反應時，心裡感到詭異地鎮靜。他無法認知這個情境有多麼真實，無法理解他被告知的事，無法處理他的一生即將大幅改變的事實，就像是耶森在說外語、韓恩理解有困難一樣。他們說了說話，就暫停下來，再繼續說話。

耶森非常有耐心。他早就習慣病患的反應可能說變就變。不過，他已經覺得韓恩可以信賴，會負責任地服用藥物。

他開始說：「我們正在測試一種新藥，這種藥可能可以完全消除ＨＩＶ。」

韓恩只是點了點頭，沒有再問什麼問題。耶森叫他吃什麼藥，他就會吃什麼藥。耶森的想法是，趕在病毒占領身體以前，及早用一套強烈的藥來開始治療。進行這項試驗時，耶森只會挑選感染最初期，而且他相信一定會可靠的病患。

他向韓恩重述了一次韓恩必須何時吃哪些藥。一九九六年時，合併多種藥物的概念仍屬創新；韓恩要吃的藥有三種：惠妥滋、克濾滿，以及羥基脲。

一九八九年，羅氏大藥廠（當時是世界數一數二的生化科技公司）的科學家解開了ＨＩＶ的蛋白酶晶體結構，讓ＨＩＶ的治療有了新的策略。許多藥廠利用了病毒蛋白酶的結構，設計出一系列有效的新藥。其中一種就是克濾滿，這種藥由默克集團開發，核准上市的時間就在羅氏大藥廠的蛋白酶抑制劑服妥美的三個月之後。克濾滿就是韓恩要服用的藥物。

羥基脲跟新的蛋白酶抑制劑不一樣，是一項實驗性的新藥，全世界只有屈指可數的人在測試；耶森認為，這種藥有可能將體內的病毒去除掉。這些藥共同的問題，是它們留在體內的時間都很短。這表示韓恩必須每天吃兩次惠妥滋、三次克濾滿，以及三次羥基脲。他服藥的時間必須完全精準，才能抑制住病毒。

耶森向韓恩說，他必須再抽一次血來再次進行確認，韓恩第二天還需要再來一趟。他替韓恩寫了一張證明，讓他可以從學校的實習工作休假兩周。最後，他請韓恩到茶水間喝茶，並跟一位護士談兩小時。這一切就這樣結束。諸多年後，耶森說：「我完全不知道他會有多特別。」

就韓恩來說，他當時不覺得自己有多特別。他把手中的說明文件折了起來，蹣跚步出了診所。他不知道他該有什麼感覺，但他確信自己的反應不太對。他希望自己有辦法哭出來、發出嗚咽聲，或是至少讓情緒宣洩；相反地，他覺得麻痺、孤單無依靠。那天晚上，他把未來服用藥物的複雜計畫表寫了出來。耶森說服了他：這些藥物是關鍵。他所要做的，就是照表吃藥，而且絕對不能漏吃任何一劑。

兩人這時都不知道的是，過了一年之後，韓恩就會成為奇特的案例。研究人員會開始在論文中稱他為「柏林病患」，他的故事也永遠改寫了ＨＩＶ的領域。就在耶森讓韓恩服用實驗性的新療法時，他的另一位病患正接受標準的藥物治療。這位病患確診時的感染程度比韓恩晚，年紀比韓恩大三歲，同樣也住在柏林。雖然兩人從未見過面，他們早期確診感染ＨＩＶ的經歷有相當詭異的相同之處。他們共處的人有些重疊，看的是同一個醫生，會去的夜店和餐廳有些也相同。這位男性叫作布朗，日後他也會被稱為柏林病患，但他是第二位。這兩個人雖然接受的治療方式有非常大的差異，但共有一個奇特的經歷：他們的ＨＩＶ治癒了。

第三章　被宣判死刑？

布朗的臉和背都滴著汗，在磚牆上靠著。他情緒激動，喘不過氣來，心臟在胸腔裡砰砰作響。電子音樂的強勁節奏感覺穿透了牆壁，把他拉回夜店裡面。在一九九〇年代裡，Tresor 是一個傳奇性的地下電子音樂夜店。這間店是柏林必訪之地，排隊進去的人潮往往占滿整條街。Tresor 位在前東柏林的中央，名字大致上是「地窖」的意思。但這個地窖不像歌德式教堂的地下墓園，而是位在一間歇業的百貨公司以前的地下金庫裡。

布朗愛死柏林了：他喜愛這裡的夜生活、他的朋友、他的男友。生命似乎不可能比他一九九五年在柏林的生活更好了。柏林正經歷一場復興，世界各地的人湧入統一後的城市。伊舍伍德的回憶錄裡充滿了他於一九二〇年代末期和一九三〇年代在柏林的經驗，他在當中寫道：「柏林就代表男孩。」一九九〇年代的柏林，讓人回想起這個在二次大戰之前，更早的性解放年代。布朗此時就在經歷這樣的自由氛圍。

認識布朗的人，莫不覺得他有驚人的魅力。他沉溺在朋友圈中，跟所有的人調情，各種小空間都會充滿他短促的笑聲。他是一位住在柏林的學生，但還不確定他想主修什麼。為了應付生活開銷，他在愛因斯坦咖啡廳打工，那裡就在查理檢查哨的旁邊而已。查理檢查哨是柏林圍牆著名的通行地點，原本在西柏林和東柏林之間的往來受到限制，現在這裡卻成為熱鬧的旅遊景點。這間咖啡廳隨時都擠滿旅客。

那個夏夜裡，布朗站在 Tresor 外面，心裡想著馬可斯，他是布朗的前男友，大約兩年前，他們交往了六個月。馬可斯的醋勁一直都很強，一直都以為布朗在追其他的男人。他們在希臘旅遊時，馬可斯突然在米科諾斯島上跟布朗分手。馬可斯離開的時候，布朗傷心欲絕。現在，布朗的答錄機上卻有這位他朝思暮想的男人的留言：馬可斯想跟布朗碰面。

這次他們面對面，布朗的白日夢卻破碎了。馬可斯斬釘截鐵地說：「嘿，我驗了ＨＩＶ，得到陽性的結果。你也應該去驗一下。」布朗看待此事相當慎重。這時正值一九九〇年代中期，他知道ＨＩＶ是二十五歲至四十四歲美國人中最主要的死因。就在去年三月，布朗才眼見一位摯友死去，而這位朋友診斷出感染ＨＩＶ的時間也只不過短短一年而已。所有確診感染ＨＩＶ的人都會死，布朗也已經失去太多位朋友了。被宣布感染ＨＩＶ，就等同被宣判死刑：沒有好的療法，更沒有治癒的可能。

布朗知道，馬可斯的ＨＩＶ檢驗結果是陽性，不一定代表他也會是陽性。事實上，布朗覺得他不可能是ＨＩＶ帶原者。他一直都相當小心；不過，有個夜晚在他腦子裡揮之不去，那是他認識馬可斯之前的某個晚上。他發生性行為的時候，通常都會叫對方不要在他的體內射精。這並不是最好的解決之道：這不能保護他免於他已知的疾病之苦，但至少比什麼都沒做好。有一位叫傑洛米的男人，就大喇喇地忽略了這項請求。布朗此時就想到傑洛米。過了那天晚上，布朗就只見過傑洛米一次。那次碰面是非正式的場合，當布朗嘴巴上說客套話時，腦子裡只想著一件事：**你是那個在我體內射過精的人**。有沒有可能，是布朗讓馬可斯受到感染？布朗自己有沒有可能是HIV帶原者？

在馬可斯宣告他是HIV帶原者、建議布朗接受檢驗的幾周之後，布朗坐在柏林醫學大學醫院熱帶疾病研究所裡一個乾淨的小診療室裡。那是一九九五年，是布朗搬到柏林後第一次看醫生。十年後，在他診斷罹患癌症之後，他會熟知這間醫院，醫院裡的房間和牆面有如他的第二個家。不過，現在是他第一次來這裡，在迷宮般的走廊之中，他找不太到路。此時他坐在醫院深處熱帶疾病診療室裡，發覺他心中的焦慮情緒，正好跟多年前他在西雅圖第一次接受HIV檢驗時，當時在診療室的焦慮一樣。等待的過程讓人難熬極了，檢驗的結果花了好幾周才出來。

雖然耶森給布朗做的檢驗，現在經常用來偵測感染初期的HIV，但在一九九五年時，這些檢驗方式還很新，而且很少使用。常規的檢驗方式是ELISA，亦即酵素免疫分析法。這種檢驗方式判別的是免疫系統是否對病毒產生反應；換句話說，ELISA偵測的是體內對抗病毒的抗體。任何入侵體內的病原體，會在其所入侵的細胞表面上留下一些小碎片，免疫系統因此得知有東西入侵。這些病原體的小碎片稱為抗原，會刺激免疫系統產生反應。一旦身體偵測到抗原的存在（每種病毒和細菌的抗原都不同），就會準備讓免疫系統進行攻防戰。

免疫系統的進擊分為兩波。負責第一波攻擊的是先天免疫系統，由許多抗病原體的成分組成，包括會自相殘殺的細胞（會吃掉受感染的細胞），以及把受感染部位與身體其他部位區隔開來的發炎反應。先天免疫系統可以快速傳令到位來應付病原體，因為它使用的是體內既有的工具。

相較之下，第二波攻擊由後天免疫系統發動，需要耗費比較多的時間。後天免疫系統會發展出新武器，專用於對抗入侵的病原體。它會利用血液裡對抗感染的白血球（更準確來說，是由T細胞和B細胞組成的淋巴球），以進行攻擊。幹細胞若在胸腺（thymus）分化成熟，稱為T細胞；若在骨髓（bone marrow）成熟則叫B細胞。以HIV的情形來說，這種「客製化」的免疫反應需要時間才會產生，可能從數周到數個月，平均時間是二十五天。

假如你發現一顆釘子，然後發明出鐵槌來好好利用這顆釘子，那麼你大概不會在釘完釘子後把鐵槌丟掉；畢竟，你有可能還會再發現一顆釘子。同理，B細胞製造出對抗HIV（或任何病毒）的抗體後，被感染者的免疫系統會永遠記得這個病毒，終身持續製造同樣的抗體以防萬一。

進行ELISA檢測時，會拿一點黃色透明的血漿（純化過的血液），將之稀釋數百倍後，放進所謂九十六孔盤的洞裡。這個透明的塑膠盤子上有九十六個小凹槽，用來裝液體；每個洞能裝的容量不大，大概是幾個雨滴大小的液體而已。每個凹槽裡都有抗原，也就是病毒的一小部分，分量剛剛好夠引起凹槽裡免疫系統（此時仍然能運作）的注意。如果免疫細胞馬上就認得病毒並開始攻擊，檢驗結果就是陽性的；這代表提供血液樣本的人感染了ＨＩＶ。

但是，我們又怎麼知道免疫細胞在發動攻擊呢？這不需要實驗室的工作人員用顯微鏡來看到底發生了什麼事。如果結果是陽性（被感染者的抗體與入侵體內的病原體結合在一起），等於是魚被釣到、釣線開始收起來了，凹槽就會變成紫色。顏色愈深，就表示免疫系統的反應愈強。如果稀釋過的血漿裡沒有ＨＩＶ的抗體，這就表示這個人沒有遇到病毒過，紫色也不會出現；再去釣釣魚吧。

ELISA 相當耗費人力，需要技術精良的實驗室人員來準備材料、將液體放進九十六孔盤、小心清洗，以及判讀結果。這是一項非常敏銳的檢驗，能準確診斷出百分之九十九・九的ＨＩＶ感染案例。不過，這項檢驗有兩大缺點。第一個正如先前所述：身體需要花點時間才能產生對抗ＨＩＶ的抗體，所以一個人有可能被感染了好幾個月，卻在 ELISA 上呈現陰性。正因如此，ELISA 通常要在接觸ＨＩＶ後至少六周才會進行。如果身體對ＨＩＶ產生抗體，那麼 ELISA 非常精確，可是感染後太快施測就一點都不準。另一個缺點，是這項檢驗本身需要耗費大約兩周的時間。這兩周會讓人煎熬萬分。在布朗接受檢驗的一九九五年時，檢驗結果為陽性的人據估算有大約三分之一沒有回診看檢驗報告。

現在的人可以在轉角的藥局買到ＨＩＶ快速篩檢的試劑，叫做 OraQuick，就像是掌中的ELISA一樣，而且還要更好：它不需要抽血。使用者只需要用棉花棒刮一些嘴巴裡的黏膜液；口腔黏膜液位在臉頰並充滿抗體，跟口腔內腺體分泌的唾液不一樣。雖然嘴巴裡測量不出任何ＨＩＶ，但是所有ＨＩＶ帶原者體內都有抗體，會被身體釋放到組織和血液裡。這種檢測驗的就是這個。棉花棒要放進一個小瓶子裡，裡面裝有ＨＩＶ碎片的複製品；這些碎片看起來像ＨＩＶ，但無法感染任何人。只要碰到這些碎片，抗體就會發動攻擊，讓一個會改變顏色的酵素產生反應。大約二十分鐘後，檢測裝置上會出現一條線（就跟讓許多女性期盼或恐懼的驗孕棒一樣）。在 OraQuick 篩檢時，如果試劑上出現第二條線，就表示檢驗結果為陽性。這個在家自行操作的檢驗相當準確，只比實驗室的檢驗略遜一籌。如今這一切在自己家裡就可以做了，但在一九九五年時，漫長的等待最後，是一次可能會改變一生的回診。不過，耶森擔心自行操作的ＨＩＶ檢驗有壞處。他說：「這不該是一個人面對的消息。」其他醫生，特別是家庭醫生，也認同他的看法。他們認為，ＨＩＶ診斷其中一個很重要的環節是心理諮商。讓ＨＩＶ檢驗輕便化，與確保病患得到該有的支持，這兩者難以取得平衡。撇開ＨＩＶ檢驗陽性所造成的心理創傷外，新的檢驗方式來得正是時候，讓科學家取得重要的進展，向完全治療ＨＩＶ的目標邁進了一步。

柏林醫學大學醫院的熱帶疾病研究所看得出歲月的痕跡，牆上油漆黯然，家具也老舊。據病患的描述，這裡相當黑暗，只有高處小窗子透出來的暗淡光線。牆上的一張海報寫著「愛滋病是大家的事」（AIDS geht alle an Problem），上面有男男女女的黑白照片，大家低著頭宛如祈禱一般。布朗被叫進一個小房間裡，與一位手中握有檢驗結果的醫生握了手。布朗的嘴巴在顫抖。

在聽到感染ＨＩＶ時，有些人感覺早就知道或懷疑了，有些人還能指出確切的感染時間和地點，另外有些人則是有如晴天霹靂、完全沒想到會這樣。不論病患是馬上崩潰，或是在醫療人員面前強作勇敢，大家的反應就像雪花一樣，每一個都不一樣。

布朗想讓所有的人知道結果。他告訴了愛因斯坦咖啡廳的老闆、告訴了同事，也告訴了朋友。他說：「我不想要靜默不語。」他一遍又一遍地說出他從醫生口中聽到的可怕字眼：他是ＨＩＶ帶原者。他頭幾周告訴眾人這個消息時，只有特別跳過了兩個人。第一位是他的母親；她罹患乳癌，此時正重病中。他覺得，他無法讓她的生命多上這個負荷：如果他告訴了他的母親，他知道他母親會擔心他的生命。

當布朗的母親遇見他的父親時，她還不到二十歲，心卻被一個幾乎不認識且年紀較長的男人擄獲了。她是基督徒，來自一個嚴格的家庭，但被青少年時期的荷爾蒙驅動著。讓她震驚的是，她不但懷孕了，孩子的父親還是一位有婦之夫，更已經有自己的孩子。布朗的父親離開了。他在沒有父親的家庭中長大。布朗與家人的關係相當脆弱，好像每個人都能承擔莫大的痛處，每個人都快要支持不住，但仍然硬撐著。

第二位沒有告知的對象，是布朗認為讓他受到感染的男人：傑洛米。大部分的醫生都會叫病患通知所有可能受到感染的伴侶，特別是可能感染他們的人。這樣做是為了公共衛生考量，讓受感染的人不會在不知情的狀況下繼續散播病毒。布朗不知道傑洛米在哪裡，甚至不能確定到底是不是傑洛米感染了他。自從多年前那一晚後，他只有見過傑洛米一次。布朗也許無所畏懼，但不知道為什麼，傑洛米就是讓他不想去找他。

布朗當時告訴許多人這個消息，第一個就是當時的男友。男友的反應非常極端，憤怒的眼淚立刻湧出。他用拳頭打著自己的大腿，說：「你兩年內就會死了。你的人生已經結束了。」

第二部
疾病、一種藥物，以及藥物產業

此時的美國，有著號稱全世界最先進的醫藥，和全世界最周全的公共衛生體系，就是設計成可以從全國人民中消除這樣的疫病。

——席爾茲，《世紀的哭泣》

第四章　病毒式的特洛伊木馬

對許多ＨＩＶ病患來說，ＡＺＴ是一個讓人憤怒的東西。這種藥物是我們歷史上的汙點，揭露出藥物研發產業的不公平、政府的恐同，以及理應保護普羅大眾的人缺乏同理心。研究ＨＩＶ的人大多抱持不一樣的想法。對他們來說，ＡＺＴ代表的是第一道希望的光芒、未來所有ＨＩＶ藥物的祖先。它是現今少數幾種被認為不會對胎兒造成危害的藥物。

一九八四年時，寶威大藥行（ＡＺＴ後來意外替這間公司賺進了大量鈔票）是美國第二十大的藥廠；研究部門副總裁拜瑞，是病毒傳染病的專家。此時鮮少有藥廠研究病毒，因為病毒出了名地難以鎖定。病毒跟細菌不同：病毒入侵細胞後，會與該細胞的機制產生緊密的連結。這與癌症有些類似：幾乎不可能在不殺死細胞的情況下，把病毒殺掉。拜瑞特別關注三年前剛剛發現的新疾病：愛滋病。

雖然我們很難想像一間藥廠承擔這麼大的風險，但在一九八二年時，拜瑞成立了一個小型團隊，探討有什麼藥物可以用來治療這個新疾病；那時這個疾病曾暫時被稱為「同性戀相關免疫症候群」（GRID），而且沒有任何已知的病因。這個決定相當大膽：沒有任何一間藥廠敢去想分配資源來對抗這個疾病。拜瑞發覺自己不顧巨大的挑戰（也有可能正因為是巨大的挑戰），關注起愛滋病。拜瑞的親信覺得，他對愛滋病的注意幾乎快成了執迷。在一九八四年初，法國和美國的科學家幾乎同時發現，愛滋病患是被一種反轉錄病毒感染。

HIV就是他們辨識出來的反轉錄病毒，有如一種病毒式的特洛伊木馬。它之所以稱為「反轉錄」病毒，是因為它繁殖的方式跟大多數生物體完成這項特技的方式相反。人體內每一個細胞（我們體內有無數個細胞）裡，都能找到建造整個人的基因圖譜，每一個細胞都有整套的指令。這些基因包在DNA裡，而DNA則是緊密纏繞的核酸分子。若要利用基因裡所有的指令，特定的酵素會在細胞核裡解開DNA螺旋體，但為了確保珍貴的DNA不會遺失，有另一個酵素會切換進來，將所需的DNA複製一套出來。這個過程就叫作「轉錄」。這個複製品事實上是倒過來製作的，有一些特別的更動。（其中一項更動，是一種叫尿嘧啶（U）的鹼基；這個分子有可能是從外太空來的——這是真的！）這個複製品叫作「核糖核酸」，或RNA。RNA藍圖再從細胞核轉移到核糖體；核糖體一旦取得RNA，就會轉譯這個逆向的密碼，用這個藍圖產生蛋白質。

DNA→RNA→蛋白質

一、二、三，就這麼簡單。這個過程是克里克（與華生共同發現ＤＮＡ的人）定義出來的，幾十年以來都被視為科學界不變的教條：這就是生命運作的道理。正因如此，大家可以想像，當科學家發現有病毒可以逆向操作時，他們有多訝異。反轉錄病毒迫使科學家質問：生命的定義是什麼？這個生物體有自己的遺傳密碼，但沒有細胞來儲藏這個密碼。倘若你握有生命的藍圖，但必須從別的生物體借來建造生命的工廠，那麼你是活著的嗎？是否有可能有細胞以外的生命？生物分類學家已經耗費好幾十年爭論這一點，但這個爭執可能沒什麼意義。正如齊默在《病毒星球》一書裡所說：「一直試圖找到ＲＮＡ生命突然變成『活的』的時間點，只不過讓我們分了心，略過了逐漸演變成我們熟知生命形式的過程。」

這就是反轉錄病毒所做的事：它們會矇騙我們的細胞，教唆人類細胞製造出病毒ＲＮＡ指示的蛋白質。ＨＩＶ不是以ＤＮＡ開始的，而是將所有的遺傳資訊儲存在ＲＮＡ裡。這個病毒是兩條簡短的ＲＮＡ，包裝在一個有刺突的蛋白質外殼裡，內含一切它所需的酵素。病毒ＲＮＡ會跑進人類的細胞核裡，但進行的不是轉錄，而是反轉錄：ＨＩＶ會利用一種叫反轉錄酶的酵素，將自己的ＲＮＡ複製變成ＤＮＡ（跟人類細胞內的ＤＮＡ同一種形式）。病毒藉由將ＲＮＡ轉換成ＤＮＡ，就能把它的遺傳物質插進我們的遺傳物質裡。由於病毒的遺傳物質現在已經是ＤＮＡ的形式，我們的免疫系統就無法分辨病毒的基因和人類自己的基因。病毒做到這一點後，基本上就是騙過了我們的細胞，讓細胞製造出ＨＩＶ增殖所需的蛋白質。

RNA↓DNA↓RNA↓蛋白質

病毒利用反轉錄酶，將自己的RNA以DNA形式複製出來後，仍需要將這個DNA藏在人類DNA裡。它會利用另一種酵素，嵌合酶，將新生成的DNA嵌入人類的遺傳物質裡。嵌合酶會切進我們的DNA裡，將染色體剪斷，接上新生成的病毒DNA。這是一個不可逆的步驟；一旦這個步驟完成了，病毒就會永遠存在我們的染色體裡。

被入侵的細胞會依照病毒的指示，生產出又長又難以控制的鏈結，將病毒的酵素（反轉錄酶、嵌合酶、蛋白酶）結合在一起。這些蛋白質必須像做一盤沙拉一樣，剁碎、混勻，才能產生出一個病毒。病毒會利用蛋白酶來做到這一點。若是少了蛋白酶，病毒會具備所有的基本材料，但無法進行感染。蛋白酶將蛋白質剁碎後，病毒就會進行最後的組合，把單股RNA、病毒的酵素，與核心的蛋白質組成殼體，亦即一個蛋白質外殼，裡面包含病毒所需的一切，只差外套膜。外套膜這最後的一塊拼圖，是病毒在離開人類細胞時拿到的。這個外套膜（包住病毒的蛋白質）一部分是病毒，一部分是人類細胞。由於病毒有這樣的外衣，它便能再去感染其他細胞。病毒的生命周期如下頁圖示；一個成熟的病毒體於焉誕生。

我們實在很難想像HIV有多小。這個微小的入侵者只有十萬分之一公分大，大小是細菌的二十分之一，更只有它所入侵的T細胞的十七分之一大，也只有人類頭髮的千分之一那麼細小。

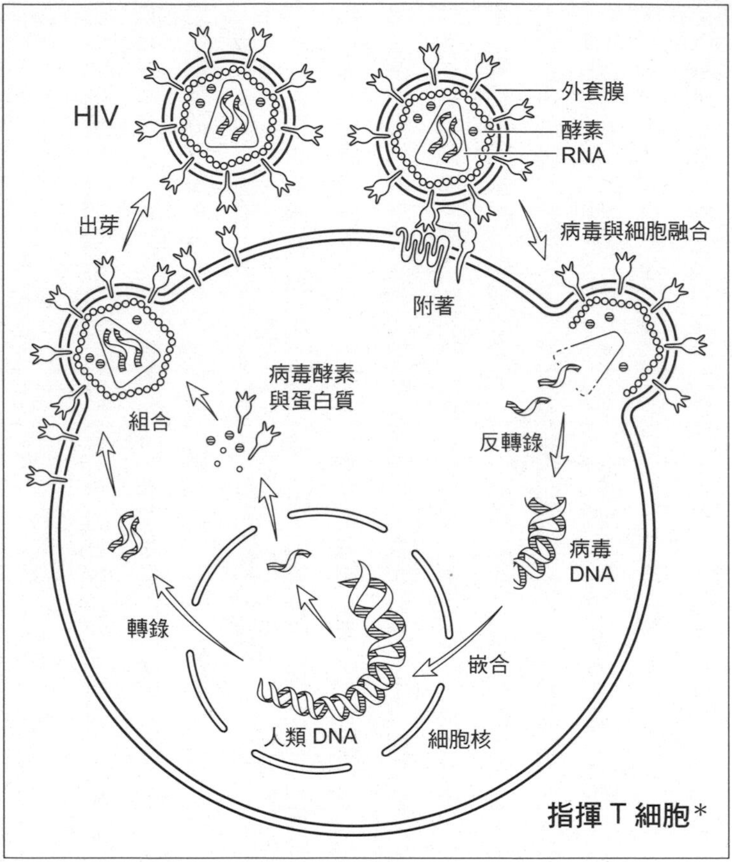

HIV 怎麼入侵細胞。病毒首先與 T 細胞接觸，將它的酵素和 RNA 釋放到 T 細胞裡面。反轉錄酶把病毒 RNA 轉錄成 DNA。接著到達細胞核，嵌合酶在那裡將病毒 DNA 藏在人類 DNA 裡面。再由細胞將病毒 DNA 轉錄成為 RNA。我們的細胞會根據 HIV 的指示，產生病毒的蛋白質。蛋白酶將這些蛋白質組合成為一個病毒。病毒在離開細胞的時候，會從人類的細胞膜中取得蛋白質，讓它有能打開更多 T 細胞的鑰匙。

* 編注：指揮免疫系統的T細胞稱為「輔助T細胞」，作者為了避免讀者混淆，直接稱之為「指揮T細胞」。

不過，它留下的痕跡巨大無比，每天可以自我複製好幾十億次。這個入侵的浪潮會讓人類的免疫系統完全負荷不過來，最後會讓病毒賴以維生的細胞大量死亡。對病毒來說，殺死我們體內的細胞，到頭來不是明智之舉。不幸的是，病毒在殺死我們用來自保的細胞時，好巧不巧也把我們殺死了。

反轉錄病毒已經在我們體內存活數百萬年了。它們留下一些有如考古遺跡的線索：我們的基因體中，藏有病毒DNA的片段，無法將之抹除乾淨。古代病毒入侵我們的染色體時，留下了自己的碎片，可說是傳染性疾病的歷史紀錄。這甚至不單單是歷史紀錄而已，更是我們基因密碼的一部分，影響了我們整個物種的發展。反轉錄病毒有可能具備這般影響力。其他病毒（如西班牙流感和黃熱病的病毒）可能會讓百萬人喪命，但只有屈指可數的病毒能進犯到我們身為人類的本質。

我們以為反轉錄病毒是沒有面貌的魔鬼，會摧毀生命。不過，不是所有的反轉錄病毒都會傷害宿主。那麼，會造成傷害的反轉錄病毒，跟無害的反轉錄病毒之間，到底有什麼差別？答案似乎就在演化。有兩種與HIV高度相似的反轉錄病毒，就能與它們的宿主和平共存：猴免疫缺陷病毒（SIV）和貓免疫缺陷病毒（FIV）。美洲獅若感染FIV（這個病毒與美洲獅共存的時間相當悠久）並不會生病，但只要病毒傳染給家貓（病毒與家貓的演化史相對之下短了許多），就會造成類似愛滋病的症狀。猴類也有類似的情形：有些物種（如非洲綠猴）就跟牠們的

SIV相安無事，即使體內有病毒也不會有什麼症狀。這些猴類很可能與牠們的SIV共存了好幾百萬年；這樣的時間夠讓動物和病毒找到恰恰好的平衡。有一種傳染到人類的SIV可以拿來對照：HIV。HIV與人類相處的時間相當短，只有大約一百年左右。我們認知到HIV的存在，又是更短的時間，只有大約三十年。如果我們可以等上一百萬年，也許就能跟HIV達成和解。驅動病毒的生物力量，會讓病毒不斷自我複製；因此，如果病毒想要一直複製下去，最好的方式就是讓我們存活、繁衍下去，就跟非洲綠猴一樣。這相當諷刺：HIV若要變成一個成功的病毒，就必須讓我們活下來。

HIV不是一種一致不變的病毒。它會在體內大量繁殖，但在分子之間會有遺傳變異。當病毒用RNA產生DNA時，最後的產物會到處出錯，但這卻也讓病毒在適應和突變時占相當的優勢。病毒身為大量湧進體內的外物，正由於它不擅長準確自我複製，使得它更有生存的能耐。這就是為什麼HIV的抗藥性那麼高：就算有藥物可以有效攻擊病毒的一個部分，在這股湧入的病毒潮中，可能就有那麼一個變體可以躲過藥物的進擊。這個變體會開始自我複製，直到它勝過藥效為止。HIV就是因為有這個特點，使得我們難以發展出可以有效對抗的藥物，也是抗病毒藥物不斷推陳出新的原因。

一個人若是感染了HIV，只要沒有接受治療，幾乎一定會進展成為愛滋病。HIV會消耗免疫系統，殺死體內的免疫細胞，特別是 CD4 T細胞。少了這些指揮免疫系統的T細胞，我們就會被平常不會造成傷害的疾病擊倒。每個人進展的速度不一；有些人可能要好幾十年，有些人卻只需要幾周的時間。平均而言，一位沒接受治療的人要花十年才會從HIV感染進展成為愛滋病。因此，愛滋病的定義有兩種：指揮細胞的喪失（每微升的血液裡少於兩百個；一般每微升的血液裡會有五百到一千個），或是病患罹患能界定愛滋病的特定疾病。界定愛滋病的疾病在一般健康的人裡少見，但在罹患愛滋病的人卻相當常見；這些疾病包括一種細菌肺炎，以及一種由皰疹引起、會在全身造成傷口的腫瘤。這種疾病若是發生，就代表免疫系統已經潰滅，讓身體全然失去防衛能力。在診斷上的定義之外，愛滋病會在體內造成極大的損傷，典型的症狀包括身體極為疲憊不堪，以及消耗殆去的情形。罹患愛滋病的人看起來像癌症病患，會兩頰凹陷、體形消瘦。就算病患躲過一死，疾病帶來的異樣眼光仍難以抹除。

反轉錄酶在一九七〇年代被發現，顛覆了科學家自認為對DNA已知的一切知識。兩個獨立的團隊發現反轉錄酶：一個是威斯康辛大學麥迪遜校區的基因學家特明，和他的博士後研究員水谷悟；另一個是麻省理工學院的年輕生物學家巴爾提摩。在HIV被發現的十五年前，巴爾提摩在研究勞斯肉瘤病毒（一種較少人知道的反轉錄病毒）時，發現了這種獨特的酵素；這是一件改寫病毒學的大事。這項開創性的研究，讓特明和巴爾提摩在五年後共同獲得諾貝爾獎。對巴爾提摩而言，這只是他一生研究反轉錄病毒的開端而已。對分子生物學家來說，反轉錄酶的發現是一個轉捩點；另外，雖然那時沒有人能預料到，但這也是ＨＩＶ治療的轉捩點。正因為這項發現，ＨＩＶ（一開始的名稱是人類嗜Ｔ細胞淋巴性病毒第三型，或 HTLV-III）這種新病毒在十三年後被發現時，已經有人在開發抑制劑，來抑制ＨＩＶ必需的一種酵素。不過，通向有效藥物之路會相當崎嶇難行。

第五章　從抗癌戰役中借來的武器

一九三六年時，有些人剛開始懷疑癌症可能是環境因素造成的。菸草、輻射、荷爾蒙和石綿被視為可能造成癌症的因子，只是這一切都沒有確認。有些研究人員認為，若非第二次世界大戰需要大量科學家的投入，可能就會有人對這些早期發現採取行動。雖然如今我們無法確知是否真會如此，但我們面對癌症的方式可能會更加整合、更加理性。

到了一九四〇和一九五〇年代，我們飽受大量癌症診斷之苦，每年診斷罹患癌症的人高達二十萬人。我們為了讓自己的言行得體，將這個疾病蒙上一層神祕的色彩。花在研究癌症的經費少之又少。事實上，美國國家廣播公司還禁止節目中出現「癌症」一詞。

正如HIV造成的異樣眼光一般，癌症既無法理解又讓人蒙羞。癌症被稱為「文明病」，被怪成是現代生活造成的，甚至被視為一種懲罰。病患會隱匿自己的病情，不敢公開談論他們的命運。無法根治的疾病會暴露出我們的弱點、引發恐慌、讓人指指點點，還會在社會中激發出最讓人厭惡的本能。在此同時，它們也會引發一些人做出激進、瘋狂的選擇。紐約市社交名媛瑪莉．

拉斯克身上就發生了這種事。

瑪莉有美貌、有魅力，又有錢，一生的命運自始便非凡出奇。她出生在威斯康辛州的上流家庭裡，一九二〇年代成長時飽受各種幼年疾病所苦，從痢疾到一再出現的耳痛都有。有些疾病如今用簡單的抗生素就能治療，但這些讓瑪莉孤獨又無力。

當瑪莉還是小女孩時，有一天跟母親站在城邊一間小木屋的外面，要留下待洗的髒衣服。瑪莉的母親在門外稍微停留一下，在進去前跟女兒說了一下話。「貝特女士患了癌症，乳房被移除了。」瑪莉說：「什麼意思，是被切掉了嗎？」母親點了點頭，走進了房間。貝特女士躺在一張矮床上，床單蓋不掉胸口上極為明顯的手術傷疤。她躺在那裡，身旁有七個吵鬧又需要關注的孩子。這一刻後來成為瑪莉生命中的一部分。她日後回憶道：「我永遠無法忘懷，聽到這個疾病造成多大的痛楚和殘缺，以及我認為應該要對此有所作為。」

瑪莉上大學時，她的父親已經消瘦虛弱，幾乎不吃東西。她的父母受高血壓所苦，瑪莉三十餘歲時兩人都因此死亡。這讓瑪莉對醫生和醫學研究「深深感到怨恨」。她對無法救她家人的醫療體系嗤之以鼻。日後她會把這一切視為一生志業的靈感：「我發覺，這都要追溯回疾病在我或任何其他人身上時，造成我的強烈反抗和忿恨。」

當瑪莉．伍渥德小姐在一九四〇年六月某天偷偷和廣告奇人亞伯特．拉斯克結婚時，沒人會想到她有一天會大力提倡醫療研究，更沒有人會想到她所提倡的不但會影響到癌症病患，甚至會定下現今所有HIV藥物的基礎。

在瑪莉遇見拉斯克的前一年，她的生命遇上轉折。當時，她是一位住在紐約市的離婚女子，跟生育控制運動領導人桑格是密友，並開始替美國生育控制聯盟（現今計畫生育聯盟的前身）募款。她開始看到公衛體系的種種不足。

她和拉斯克結婚後，開始擔憂她的長年管家日漸衰弱的身體健康。這位女管家明顯身染重病，但不肯透露她得的是什麼病，所以瑪莉只能直接詢問管家的醫生。那個年代還沒有保密法律；醫生告訴瑪莉，那位女管家想隱瞞她得了子宮癌。不久之後，讓瑪莉大為震驚的是，生病的女管家被送進一個「名稱類似無法治療的病患之家」的機構。

由於瑪莉的先生是紐約市望族，她現在有了強大的盟友，決定與癌症一搏。她得知美國癌症控制協會的預算少得可憐，會員僅有一千人，也沒有研究主題，便決心改革這個組織。為了讓大眾知道癌症研究的重要，她用了一項新的策略：廣告。在她先生的協助之下，她說服了美國國家廣播公司執行長薩諾夫取消禁止在節目中說「癌症」的限制。她的論證非常有力，使得薩諾夫不但取消了禁令，還同意讓明星鮑伯．霍伯在頻道上發表談話，說明癌症研究的經費有多麼迫切。她說服了《讀者文摘》的編輯刊登關於癌症的文章，建議了一些能夠在這個議題上煽動情緒的寫手，而且還至少一次親自替雜誌撰寫文章。整體看下來，她募到的經費多到不可思議。

可惜的是，科學又一次讓她失望了。一九五二年時，她的先生死於直腸癌。許多女性可能會因此更加難受，既因為疾病感到生氣，也對那些宣稱可以打敗疾病的人感到失望，但瑪莉可沒有這樣。她再次全力投入對抗癌症的戰役；她失去摯愛的先生，這卻只讓她的提倡和遊說工作更加積極。

她將美國癌症控制協會更名為美國癌症協會（ＡＣＳ），並成功遊說美國國會撥研究經費給美國國家癌症研究所（ＮＣＩ），將癌症研究的經費從一九四七年的一百七十五萬美元，提高到一九六一年不可思議的一億一千萬美元。到了一九六〇年代初，這筆龐大的預算有一半用在測試數千種可能的藥物、過濾渺無邊際的各種化合物，試圖找出幾種有希望的藥物。雖然這種新定義下的「抗癌之戰」是一種進步，但採用的手法實在不夠理想。對患有血癌的老鼠施打隨機的化合物和藥物，這樣的科學既不創新，也不精采。

在底特律韋恩州立大學密西根癌症基金會工作的霍洛維茲，是一位想要以更有智慧的方式對抗癌症的年輕化學教授。他提出的假設是，如果沒辦法直接針對癌症本身，那麼可以轉而針對癌症所需的東西：細胞。由於癌症是細胞無止境的分裂增生，殺死癌症最好的方式，就是去除細胞的分裂能力。

細胞在一分為二之前，必須先複製一遍自己的ＤＮＡ。每個細胞都要有自己的一套遺傳物質，而遺傳物質在細胞之間需要一模一樣。ＤＮＡ由「生命的積木」核苷酸組成。螺旋體會把自己展開來，直到ＤＮＡ拉長有如梯子一般。這個梯子一階階斷開來，使雙股ＤＮＡ打開；此時

DNA看起來像一條拉鏈，分子的鏈結慢慢拆開了。而DNA的兩股到了最後會分別進入各自的細胞。新的生命積木移入不斷拉開來的DNA拉鏈，形成新的DNA。它們在這裡所做的，就是從原本的DNA裡複製出兩個一模一樣的副本。正如拉鏈一般，新組成的DNA形成了互補的結構，可以跟原本的那條DNA完美組合在一起，生成兩組具有功能的全新拉鏈。

由於DNA的兩股是互補的，所以兩股都記錄了細胞所需的所有遺傳資訊。組成雙股DNA的鹼基有簡單的排列形式，每個鹼基會跟另一邊唯一可以互補的對應鹼基緊密結合在一起。腺嘌呤（A）一定會跟胸腺嘧啶（T）配對，而鳥糞嘌呤（G）一定會跟胞嘧啶（C）在一起。這些生命積木會緊密結合；DNA生成時，必須依靠每個核苷酸正確配對在一起。核苷酸上的醣類和磷酸根會連結成骨架，將一切串在一起，形成雙股螺旋結構。一旦兩條一模一樣的DNA製造完成，細胞就能進行分裂，讓細胞一分為二。

霍洛維茲有個魔鬼般的計畫，來阻止DNA複製。他提出了「假核苷酸」的構想：他不用單純的生命積木胸腺嘧啶，而是對它動了手腳。一旦他的假核苷酸進入細胞裡，就會突然阻斷生成中的DNA。細胞因此無法分裂，而癌症就能止住。霍洛維茲日夜不停地工作，製造出能取代DNA四個鹼基（A、T、G、C）的假核苷酸。

霍洛維茲有妻小，家庭也在增長中，但他依然不斷前往實驗室，經常在夜間和周末獨自一人在實驗桌前面。他相信他的策略是對的；也許正是因為如此，這個策略失敗時，他才會那麼受創。他用他製造的新藥來治療患有血癌的老鼠，但什麼事都沒發生。腫瘤依舊增長，腫瘤細胞增生的速度甚至不曾慢下來。

那時正是一九六四年，世界看似快要崩解了。越戰正在如火如荼開打中，美國國內的民權法案在四處暴力抵抗中通過，而全國各地的實驗室都苦於尋找治療癌症的藥。霍洛維茲寫下他的失敗。他心中相信，這些藥總有些用處。他把他的失敗描述給韋恩州立大學的同事時，殷切地形容這些藥物是「一些非常有意思的化合物，只等待正確的疾病到來」。

雖然這些化合物有著望穿秋水的潛力，霍洛維茲沒有替這些藥物申請專利。藥物的專利相當花錢；何必浪費錢替失敗的藥物申請專利呢？畢竟，他在開發這些藥物的時候，早已浪費了相當珍貴的資源。

這些失敗的化合物被收藏起來，紙本紀錄在底特律的實驗室裡積了一層厚厚的灰塵。其中一個盒子裡裝的是AZT，一個看似沒有用處的化合物。它就在那裡待了整整二十年。

當拜瑞在寶威大藥行組成一個團隊來開發第一個有效治療HIV的藥物時，在馬里蘭州貝塞斯達有另一個團隊正在成形。瑪莉．拉斯克的國家癌症研究所位在美國國立衛生研究院（NIH）旁邊，是一個由實驗室和辦公室組成的小園區，四周有著花朵盛開的茱萸樹，二十四小時都有研究員在蜿蜒的小徑上走著。研究所的位置選得相當有先見之明，位在一座醫院旁邊，讓研究和醫療人員有互相交流的契機，同時也使得血液樣本可以快速從醫院送到實驗桌上。

布洛德跟在密西根州操作癌細胞機制藥物的霍洛維茲一樣，也是在底特律出生和長大的。布洛德在一九七〇年代初進入國家癌症研究所，那時還只是一位年輕的臨床研究人員，但很快就從副臨床研究員升任腫瘤科主任。到了一九八〇年時，他是研究團隊的重要成員之一，即將接受一個他不可能知道會到來的挑戰：一種前所未有的新傳染病大流行。

國家癌症研究所正經歷一場分子進化。許多當今常見的基本分子技術，如定序、複製、蛋白質表現等，這時才剛剛開始發展，而且全都是在這個著名的研究所裡發展的。這是分子生物學的復興，而組成這個研究所的，正好就是一批獨到、充滿熱情，而且準備好成為下個世代科學領袖的年輕科學家。布洛德在一九八一年得知這個叫作「同性戀相關免疫症候群」的新疾病。一位最近去過海地的年輕男子身上出現一些奇怪的症狀，而這些症狀不該同時出現才對。布洛德從來沒看過像這樣子的案例。他跟一位同事談到這個奇特案例時說：「我希望我們以後不會再看到像這樣的東西。」

即使這個不斷擴人的傳染病流行是個相當政治化的議題，大多數科學家從最初就明顯看到，這個疾病跟生活習慣無關。當國立衛生研究院一位同僚說這個疾病只跟同性戀男子有關時，國家過敏與感染疾病研究所所長佛契就指出，這個疾病可以透過母親傳到孩子身上，並憤怒地回應：「胎兒是有什麼樣的生活習慣，才會染上這個疾病？」對於提出批評的人（無論是科學家或記者），佛契都提出清楚的證據，說明這個疾病與生活習慣或性向無關。佛契跟許多ＨＩＶ研究員一樣，殷切地指出這個疾病流行的真實面貌。

當同樣在國家癌症研究所工作的加洛宣布，愛滋病是由反轉錄病毒 HTLV-III 造成的，政策制定圈相當興奮，因為他們很想向社會大眾承諾這個疾病有解藥，來平息大家的恐懼；不過，科學家可不覺得這有什麼好興奮的。一九八四年四月的那一天，加洛站在雷根總統的衛生及人力服務部長海克勒旁邊，但他對海克勒所說的愈來愈感到不安。他那時疲憊不堪，因為他才剛剛從義大利飛了一整晚回來，馬上就前往又擠又熱的簡報室。他的自尊心受到打擊，因為前一天《紐約時報》才剛剛登出一篇文章，把發現愛滋病毒的功勞給了巴黎的巴斯德研究所。而現在，海克勒又提出一些打高空的說法，說新的治療方式正在研發中。事實上，她甚至還說兩年內就能找出完全治療愛滋病的方式。對於這種明知是謊言的宣稱，加洛覺得他無力更正。這次的記者會在多年後還會讓他感到不安，因為這讓他與法國科學家的隔閡更加擴大了。

找出這種快速散播的疾病是由什麼造成的，理應讓人感到放心才對，但事實上，找出愛滋病的病原只有帶來更多的憂慮。

對大多數的臨床研究員來說，「愛滋病是反轉錄病毒造成的」這項消息，只表示一件事情：這個疾病不會有快速又簡單的治療方法。反轉錄病毒之所以惡名昭彰，就是因為它們的生命周期異常複雜，而跟它們相關的研究更是少之又少。另外，反轉錄病毒專家也沒有什麼臨床藥物開發的經驗。這不是什麼好消息。

不出所料，加洛發現，尋找有意研發愛滋病療法的合夥廠商相當不易。藥廠大多對於傳染機制非常不明（因而處理起來相當危險）、市場又相對狹小的疾病避而遠之。到了一九八四年末，加洛正在尋找合作藥廠之時，美國境內的愛滋病案例不到八千人；還沒有人意識到這個數字有多快就會爆炸。沒什麼藥廠想要冒著風險，處理這種危險的新疾病。藥廠擔心，這會需要投資大量的金錢，但根本不知道會有多少獲利。這些擔憂有一部分跟科學有關，因為跟這種感染有關的資訊實在太少了。但是，病毒除了造成醫學認知上的混亂外，對同性戀的恐懼也是讓藥廠不太願意投入的原因。愛滋病被視為「同性戀瘟疫」；這樣的觀感使得一些藥廠和研究科學家不那麼熱中。

除了對同性戀的恐懼之外，這個疾病本身也讓人害怕。有些醫院拒絕收留HIV陽性的人，不願意接收這些病情讓他們害怕的病患。救火人員禁止給人「救命之吻」，害怕口對口人工呼吸會傳染這個致命的病毒。紐約市的警察開始攜帶口罩和手套，用來處理「疑似愛滋病患」。這個爭議甚至還延燒到學生家長：有些家長會擔心自己的孩子，因為他們的學校有染上愛滋病的孩童。最著名的案例是十三歲的血友病患懷特；感染愛滋病的他，在一九八五年被禁止上學。

即使有這些困難，國家癌症研究所還是決定將資源放在研究上。他們開始大量製造這個新發現的病毒，尋找一種可以用來篩檢捐血的血液檢測法。雖然研究所鼓勵所上的科學家研究

ＨＩＶ，但是不是所有人都願意。許多人覺得，這個疾病背後的政治議題太過複雜了。跟其他疾病不同的是，只要進行ＨＩＶ的研究，研究員就會成為行動團體放大檢視的對象；對於那些跟自身看法相左的廠商和研究中心，這些團體不怕發起抗議行動。同時，研究也會畫分出政治界線。行動派人士認為，雷根因應愛滋病危機的方式很糟糕（雷根一直到一九八五年才提到愛滋病），因此讓處理這個疾病大流行的應對方式更添上政治色彩。許多人只是單純不想在原本已經繁忙的工作裡，再加上另一個計畫。

布洛德不是這樣的科學家。打從他於一九八一年在國立衛生研究院看到第一位ＨＩＶ病患起，他就覺得自己著了迷。他身為腫瘤學家，難免把這個病毒複製的方式，跟腫瘤細胞的複製方式做比較。在這兩種疾病裡，細胞會被侵占，並接收到正常發展下不會出現的訊號和指令。在病情逐漸惡化時，腫瘤會遠端轉移，從身體的一個部位擴散到另一個。ＨＩＶ也會用類似的方式增長，從單一基因變體發展成一團龐雜的基因變體，能入侵幾乎所有想像得到的組織。布洛德日後會將ＨＩＶ療法的發展跟癌症療法的發展相比：「從癌症圈過來的原則，對於抗反轉錄病毒藥物的發展有重大的影響，就從ＡＺＴ開始。」

布洛德站在他的辦公室，思索著到底要不要把另一個計畫加進已經排滿的工作之中；他摸了摸濃密的黑色鬍子，調整了一下眼鏡。他和加洛需要一種檢驗病毒的方式，需要一種可以診斷出誰罹患這種疾病的系統。所有研究員都知道，如果捐血的人不知道自己感染了這個病毒，那麼全國的血庫都會有危險。救命時非用不可的血液，可以用的存量可能瞬間就少了一大半……。

布洛德的思緒馬上就跳到下一步。一定要有方式辨認出病毒，但是尋找治療方式呢？他們能如何運用科學，來篩選出適合的藥物？這個工程只有一個地方有辦法進行：國家癌症研究所。他回憶道：「很明顯的是，我們需要一個習慣發掘新藥，又願意操作活生生的愛滋病毒的專門實驗室。國立衛生研究院底下的機構中，唯一一個向來將焦點放在新藥的機構，就是癌症機構。」

在拜瑞的催促下，寶威大藥行一個小團隊在一九八二年就開始拿各種抗病毒藥物來試驗。到了一九八四年發現愛滋病是由反轉錄病毒造成的之後，原本只是摸黑、隨機的試驗大大地改變了。突然間，科學家就能操縱反轉錄病毒已知的生物特性了。

寶威的團隊認為，針對反轉錄病毒最顯而易見的方式，就是對所有反轉錄病毒都必須進行的獨特細胞程序下手，亦即反轉錄這一步。反轉錄病毒一開始只是一條條單純的RNA，非要侵占體內細胞的機制不可。由於它們本身沒有細胞，它們必須利用我們的，因此會很有技巧地將自己安插進我們的DNA裡。寶威的團隊認為，這個過程最容易干擾。團隊裡大多數人專注在利用已知、藥廠架上既有的抗病毒藥物，可是有一位女性有個瘋狂的想法。

萊德奧特是一位在北卡羅萊納州寶威團隊裡工作的有機化學家，對抗菌藥物有興趣；那時她剛剛從密西根癌症基金會的庫存裡拿出一種老藥物。當時是一九八〇年代初期；她很好奇這些一九六〇年代開發的藥物，有沒有可能再用來對抗細菌。其中一個藥物對細菌特別管用，就是

ＡＺＴ。萊德奧特花了頭幾年了解ＡＺＴ，對於這種藥的獨特特性感到著迷。當團隊的焦點從細菌變成ＨＩＶ時，她沒有忘記這個會攻擊細胞的奇特藥物。她看著寶威團隊的抗病毒藥物一個接著一個失敗，對ＡＺＴ的好奇也與日俱增。

一如霍洛維茲不想隨機用各種化合物來對抗癌症那樣，萊德奧特也認為尋找愛滋病藥物需要有一套理性的方法。由於她熟知ＡＺＴ背後的機制，她能看到更廣的層面。這種藥物相當有道理：病毒會創造出ＤＮＡ，用來將自己插入宿主細胞；只要將這個不斷增長的ＤＮＡ鏈中斷，就能止住病毒。當然，萊德奧特也知道許多藥物明明十分有道理，卻還是會失敗。要知道ＡＺＴ有沒有效，唯一一個方式就是拿真正的ＨＩＶ來測試，而不是其他類似的反轉錄病毒。藥廠發覺他們需要合作對象；他們根本沒有安全的方式，來操作這個致命的病毒。

命運往往無法預料：正當寶威開始尋找合作對象時，國家癌症研究所的布洛德和杜克大學的波隆涅西就找上門來。布洛德開發出一套相當令人振奮的方式，來篩選ＨＩＶ藥物。他在其他藥廠遭受到挫敗後，苦於尋找一個有大量潛在藥物的藥廠，可以將之用來篩選。另外，他也想找到一個願意投入相當可觀的經費（當時，讓新藥上市的平均費用是四億美元），讓有潛力的藥物進行臨床實驗的藥廠。

當國家癌症研究所的ＨＩＶ團隊與寶威的團隊碰面時，看起來有如天作之合。多年後，當專利變得更值錢時，兩方的關係會變成惡劣的角力戰。不過，至少在此時萬事俱備，第一個愛滋病藥物ＡＺＴ於焉誕生。霍洛維茲的失敗，過了二十年後卻以戲劇性又出乎意料的方式轉向成功。

ＡＺＴ瞄準的，是數以千計、瀕死的愛滋病患。「試驗就是治療」，愛滋病患維權人士這樣要求；他們苦於尋找治療方式，任何療法都好。臨床試驗應注重安全的顧慮，此時退居次要地位。ＡＺＴ的工匠認為，如果這些病患免不了一死，至少能讓他們死去的時候抱持一些希望。

第六章　站出來的日子

ＡＺＴ不只是一種藥物而已，它更是幻滅文化的標誌。現在，一九八〇年以後出生的成人有將近三分之二贊成同性婚姻，同性戀可以公開從軍，職業運動選手出櫃也都不算什麼新聞；在這樣的情形下，我們很難想像，在一九八〇年代（甚至到了一九九〇年代），性向帶來的偏見有多大，這樣的偏見又多麼有影響力。一九九〇年代中期，亦即布朗和韓恩診斷出感染ＨＩＶ時，紐約市正上演一齣搖滾音樂劇。《吉屋出租》是經典歌劇《波西米亞人》的現代改編版，探討在愛滋病陰影下，一九八〇年代紐約市年輕藝術家的生活。ＡＺＴ在音樂劇中扮演了自己的角色；這個藥迫使藥物使用者隨身攜帶鬧鈴，好讓他們準時服藥。也許更重要的一點是，ＡＺＴ在劇中的效果只是讓大家聚在一起，而不是治療病毒。

ＡＺＴ仍舊是一個強大的文化力量，象徵著黑暗的歷史。當這種藥物進入公眾領域時，許多科學家相信大家會熱烈歡迎它的到來：總算有藥可以治療ＨＩＶ了。這件事情並未發生。

發明、檢驗和支持ＡＺＴ的都是美國政府，因此藥物的完整專利竟是由一間私人公司所持有，看起來似乎是一件怪事。藥物相關的權利操縱在一間公司的手上，從這點就可以看出美國聯邦政府有多麼無奈：政府在開發愛滋病藥物時沒有什麼合作的對象，也沒有立足點來爭專利權。面對這種傳染病的流行不斷擴大，但沒什麼藥廠願意投注資源來開發能應對的藥物，美國食品藥物管理局（FDA）自認有責任以史無前例的速度核准藥物，即使早期臨床試驗中有跡象顯示這種藥有劇毒，也一樣加速核准。

AZT首次的臨床試驗，既成功又處處充滿問題。在一九八六年的二月和六月之間，兩百八十二名HIV帶原者被指示服用AZT或安慰劑。服用AZT的人死亡率顯著下降，而且顯著的幅度之大，讓管理機構無法以正當理由扣住AZT。因此，美國食品藥物管理局迅速換掉安慰劑，改用真正的藥物。不是所有的人都因此受惠；有些服用藥物的人沒有因此變好。這是因為這種藥物只會阻擋病毒生命周期裡的一個步驟。對某些病毒而言，這代表了抗藥性會迅速發展出來。病毒突變的速度很快，因而發展出一種酵素，能夠辨別真正的生命積木與AZT這種假核苷酸。病毒的遺傳物質與後續的突變率皆會因人而異，因此有些人會比其他人更快出現抗藥性。如今，我們有辦法以多種藥物應付這個問題，每一種藥物分別針對病毒與其生命周期的不同部分；但在一九八〇年代晚期，就只有那麼一種藥物可以用。

研究人員在為美國食品藥物管理局核准程序評估AZT效用的同時，也在測量藥物的毒性。由於這種藥是開發來對抗癌症，卻從未在人體上使用，因此很難找到剛剛好的劑量，讓藥效最大化，毒性又不至於太強。由於愛滋病會致人於死，大部分研究人員認為，病患若能免除一死，受到一些毒性的侵害也是值得的。因此，一九八〇年代晚期，AZT合作團隊裡測量毒性的研究人員，只有報告他們的研究結果，並給予一些大致的方針；他們無法建議標準劑量。開藥的醫生要看病患對藥物的忍受程度，依照每個人的情況上下調整劑量。

打從第一次AZT人體試驗起，就很明顯看得出這種藥物有很嚴重的副作用。服用AZT的病患會出現血紅素（即血液中載送氧氣的分子）不斷上升的情況，同時血小板（幫助血液凝固的物質）數量會大幅下降。服用AZT的病患中，有百分之三十一需要紅血球輸血治療，服用安慰劑的則只有百分之十一需要。更讓人擔憂的事情是，有證據顯示這種藥物會抑制骨髓功能。骨髓中有珍貴的幹細胞，這些最後會發展成紅血球的幹細胞受到抑制，使得新生成的紅血球突然間短缺。骨髓功能抑制是化學治療常見的副作用，會使人頭痛、暈眩和疲倦。AZT成了HIV的一種化學治療方式。雖然如此，在AZT進入量產階段時，藥物毒性的憂慮大都被視而不見。研究的結果於一九八七年發表在《新英格蘭醫學期刊》上，此時已經是美國食品藥物管理局核准AZT後四個月了。如布洛德所說：「要在AZT的安全性和效用上達成共識，是不可能的事情。」畢竟，有人不斷死去、需要治療，在藥物上市以前，實在沒有時間進行擴大的安全性和劑量試驗。

如果AZT的副作用還不夠糟，還有比這更糟的事情：價錢。這種藥所費不貲，每年需要一萬美元。如今看到這個價錢可能不會覺得那麼貴，可是AZT是史上最貴的處方藥物。HIV帶原者族群對此大感憤怒，比起對藥物的副作用還要生氣。大家很難相信，一個在一九六〇年代由任職於大學裡的科學家所開發，又經由政府機構篩選過後的藥物，竟然會這麼昂貴。分析師會說，高昂的藥價是必需的；由於開發藥物是一件昂貴又危險的事業，這樣才能讓藥廠願意承擔風險，以及促進創新。總是會有些看似潛力無窮的藥物需要投入大量資本，最後卻以失敗收場。有些藥物甚至會殺人。不過，跟其他藥廠開發的藥物比起來，寶威大藥行在這種藥物的開發上卻沒投資多少。

AZT的價格撼動了同性戀和HIV帶原者族群，而且震撼的幅度前所未有。AZT引起的抗爭，背後除了不公平的售價，以及迫切需要藥物的人拿不到藥物以外，還有別的因素：這些抗議也代表一個被忽視的族群的憤慨。HIV這種疾病沒什麼報紙想報導、沒什麼政客想談，更有許多醫生拒絕治療。數千人在紐約市、首府華盛頓，以及位在加州柏林格姆的寶威大藥行美國總部前遊行示威。

到了一九八九年九月，抗議行動有了相當的動能。七位抗議人士偷偷溜進紐約證券交易所，將自己鍊在貴賓室陽台上，展開了一個旗幟，上面寫著「**賣掉寶威**」。抗議人士的行動無止無息。

即使發動抗議的是一些熱血但沒經驗的人，這些抗爭還是非常成功。就在證券交易所抗議的幾天之後，寶威將AZT的售價降了數千美元。藥物的價格還是高得可笑，不過這些愛滋社運的初生之犢證明了他們有政治的力量。改變的感覺讓人醉迷。AZT引發的抗議，促成了今日許多HIV維權團體的形成。一九八七年時，愛滋平權聯盟成立，致力於抗議AZT糾纏不清的歷史情結，以及政府在其中所扮演的角色。如今愛滋平權聯盟依然是HIV患者的重要權益團體。

抗議行動不只讓HIV藥物更容易取得，還讓各地的病患權益團體看到抗議的力量。這些抗議讓病患的期待改變了。病患不再只願意空等藥物核准使用；如今，他們會要求參與藥物的臨床試驗。病患現在知道，只要有組織、有熱血，就能讓政府投入資金來研究被忽視的疾病。

現在在晚期臨床試驗裡，常見擴大和人道使用的機制。有一些像嚴重複合型免疫缺乏症（又稱泡泡寶寶症）等極少數人罹患的疾病，會有大量研究資金挹注其上。這種程度的支持是透過草根病患權益團體得到的；這些團體跟更早的愛滋病權益團體一樣，能運用成員的熱情和組織能力，讓新的療法上市。

AZT的專利在一九九五年失效，現在任何人都可以製造或販賣這種藥物。這種能瞞過DNA的聰明藥物帶來巨大的獲益，但原本的發明者霍洛維茲卻從來沒分得一毛錢。一九九二年時，寶威大藥行（現今的葛蘭素史克藥廠）的報告指出，這種藥的銷售量達到四億美元。現在依然有人使用AZT，通常是用來保護嬰兒的第一線藥物，讓他們不會從母親那裡感染HIV。當AZT與其他抗病毒藥物併用、使用的劑量又比一九八〇年代晚期低上許多時，這種藥能有效抵抗HIV。

對研究人員來說，AZT代表治療HIV戰役的第一場勝仗，打敗了布洛德所稱的「治療虛無主義」。這表示，這種藥物做到了許多科學家認為不可能的事情：我們有辦法治療反轉錄病毒的感染。在那個年代，任何能成功治療病毒感染的方法都是創新之舉。帶來AZT的開創性研究，正是今日所有HIV藥物的基礎。共同發現HIV會造成愛滋病的美國科學家加洛，認為AZT為我們治療愛滋病的方式打開了一道新的「機會之窗」；他說，這種藥物使得他在尋找新的藥物目標時，會把焦點放在人類細胞以及細胞運作的機制。同理，布洛德認為AZT的到來改變了當時盛行的「除了完全治癒，一切免談」心態。大家都想要完整的果實，但AZT的到來是整顆果實的第一瓣。許多科學家會引述伏爾泰的名言：「完美是良善之敵。」現今的藥物會針對病毒酵素和人類細胞的互動；這些藥物就是這種新形態思想的產物。開始這一切的藥物，就是AZT。

第七章　辨識出在全球大流行的疫病

何大一出生於台灣中部的大城台中市。他的父母辛苦地撐起這個年輕的家庭，父親每幾個月就換一次工作。何大一五歲的時候，父親決定為了他的妻子和兩位兒女改變一下處境，離開台灣前往洛杉磯，深信只需要一年就能存夠錢，讓家庭再次團圓。一直到七年以後，何大一才與母親和妹妹搬到洛杉磯，與父親相聚。何大一習慣都市生活，住在美國讓他相當興奮。他的課業表現出眾，對科學特別有興趣。

何大一先在加州理工學院主修物理，再轉往美國東岸就讀醫學院。他的父母驕傲地幫他收拾行囊，橫越美國本土。他二十六歲從哈佛大學醫學院畢業，便立刻搬回洛杉磯。那時是一九八一年；何大一是西達賽奈醫學中心的主要住院醫生。當時，有一批奇特的新病患開始出現；這些病患身上出現不尋常的伺機性感染，表示他們的免疫系統功能出了問題。日後回來看，這些人是美國最早出現的愛滋病案例。巧合的是，最早被描述的五個愛滋病案例中，何大一親眼見過四個。美國疾控中心（CDC）於一九八一年六月五日發表的報告中，記錄了這五位奇特的男同志，他們全都染上了一種罕見的肺炎，但不知是什麼東西讓他們生病。何大一憶起這段時間時，想到他的觀點有多偏；他說：「我完全聚焦在事情發生的科學層面。我那時根本想不到，這會是全球大流行的開端。」

這些在何大一醫學生涯初期發生的案例，影響了他一生的職業生涯。他在完成住院醫師的任期後，搬回了美國東岸，到了波士頓的麻州綜合醫院工作。HIV似乎跟隨在何大一的腳步後。他本來想要進行皰疹病毒相關的研究，可是當醫院病房裡出現一個又一個的神祕新感染案例時，又被HIV吸引過去了。根據何大一自己的說法，他成為「唯一一位研究HIV帶原者檢體的人」。他不怕這種新疾病的風險，只是想要了解背後的科學而已。

他在波士頓的第一個研究任務，是一項卡波西肉瘤的計畫。卡波西肉瘤是一種腫瘤，會在病患的皮膚和嘴巴上處處留下紫色斑點狀的傷口，也是第一種與愛滋病連結在一起的伺機性疾病。這種疾病之所以稱為「伺機性」，是因為它會趁我們免疫系統故障時行動。卡波西肉瘤相當罕見，但常常發生在罹患愛滋病的人身上，因為他們的免疫系統無法抵抗造成卡波西肉瘤的皰疹病毒。何大一在研究愛滋病患臉上明顯的腫瘤時，不禁想起另一種會在臉上留下斑點的大規模傳染病：「痲臉怪獸」，亦即天花。這兩種疾病的病原完全不同：造成愛滋病的是一種透過體液傳染的反轉錄病毒，而造成天花的是一種大型的痘病毒，可以在空氣中傳染給他人。天花是史上造成死亡人數數一數二多的病毒；有一些估算甚至認為，死於天花的人比死於所有其他傳染病的人加起來還要多。

雖然大規模流行的傳染病都會有不同的細節、症狀、死亡率和目標族群，史上所有疫病大流行都有一個共通之處：恥辱的偏見。染病的恥辱可以在各種極為不同的疫病流行裡看到：十四世紀的黑死病、十九世紀的霍亂，乃至當今的愛滋病。作家桑塔格完美地描述了這種恥辱：「在疾病審判下，群體被玷汙的過時概念。」

天花本身就會造成他人的異樣眼光。雖然這種疾病不是由性交傳染，但疾病會讓病患噁心不堪，全身都是流膿的腫脹處。這些腫脹會層層相疊，直到覆滿皮膚為止，裡面會裝滿濃稠的白色液體。就算沒有因為天花喪命，病毒依然會讓病患滿身創傷和殘缺。

一七九六年五月十四日，英國醫生詹納施打了第一個抵抗天花的疫苗。這位四十七歲的家庭醫生從一種類似的病毒弄出檢體，讓一位八歲的男童（詹納屬下之子）免疫。雖然這在今天讓人難以相信，兩個月（以及第二劑疫苗）之後，詹納竟然試圖讓男童感染天花。這是歷史上第一個疫苗。拜這次違反道德的實驗之賜，世界衛生組織能在一九八〇年正式宣布天花從地球上絕跡。就在第二年，即一九八一年，一種叫愛滋病的新疾病就會被發現。何大一希望詹納和第一個疫苗所帶來的經驗能應用在ＨＩＶ上面。可惜的是，同一套模式無法運用在兩種疾病上。天花可以用類似的病毒當成疫苗，但這個方法在ＨＩＶ上不可行，因為它是一種快速突變的反轉錄病毒。這兩種疾病的交集之處，在於它們對群體造成的影響。何大一說：「如果你走進醫院時確診出罹患愛滋病，過沒幾周你就會死。這會造成異樣眼光。工作人員、朋友、家人都不想要跟病患接觸……是異樣眼光讓我有工作的動力。」

到了一九九五年，何大一迅速竄升的職業生涯把他帶到紐約市，成為剛成立的戴蒙德愛滋病研究中心的主任。那年，他替《新英格蘭醫學期刊》撰寫一篇文章，標題是〈打愛滋要早而狠〉。這篇文章已成為ＨＩＶ研究人員間的名文；文章裡提出假設，認為如果及早併用多種ＨＩＶ藥物（包括一些美國食品藥物管理局尚未核准的藥物）治療ＨＩＶ，可能可以達成「摘除般的治療」。他將這種策略與對抗肺結核和兒童血癌的戰役相比：「疾病初期施加積極的複合式化療，讓這兩種疾病出現能治癒的療法。樂觀看來，可以希望這種模式對於受到 HIV-1 感染的病患變得有可行性。」那時的希望是，在急性感染階段能消滅病患體內的病毒，進而得到眾人迫切希望的治癒方式。就算沒辦法治癒，至少也能在病毒占據身體前阻擋病毒侵襲。

雖然ＨＩＶ要到感染較後期的階段才會大量殺死Ｔ細胞，病毒依然會在急性感染階段裡殺掉一部分的細胞，特別是在組織裡的細胞。組織裡的Ｔ細胞一旦消失，就不會再回來。這一點促使一些研究人員（如何大一）提倡及早治療。何大一認為，及早治療的道理是「無懈可擊的」。他說明道：「就算一個人看似好的很，病毒也在背地裡運作，殺掉 CD4 Ｔ細胞。何必讓這種事情發生呢？」雖然及早治療背後有這樣的道理，當時不是所有人都認同何大一的理論。即使到了今日，他也希望那時醫學圈能採納他及早治療ＨＩＶ的準則。他說：「讓我不安心的是，科學層面的考量仍然不夠。大家都一直在說『給我看數據』，但偏偏不會對其他疾病這樣說。」

何大一在這裡指的是乳癌等疾病。雖然沒什麼證據指出及早篩檢和治療有什麼好處，但沒什麼人認為不該讓乳房攝影中發現腫瘤的人接受及早、積極的治療。何大一希望，醫生可以尊重科學上已知HIV此時在做的事情（亦即，自我複製數十億遍，並侵害組織內的免疫細胞），而不是堅持非要有大型臨床試驗的資料。他用一種巧妙的方式來類比：「一位從一百層樓高的地方掉下來的人，經過第五十層樓的時候仍然覺得好好的。」他說，一位急性感染階段的HIV帶原者也一樣；但這並不代表這個人不需要一道安全網。何大一的及早治療理論並非所有人都接受，至今也依然不是所有人都接受；雖然如此，他開發一種抑制蛋白酶的新型HIV藥物，後來也提出消滅HIV感染的計畫，讓醫學界和一般大眾讚譽有加。他被選為《時代》雜誌一九九六年的風雲人物，《新聞周刊》也登出一篇文章報導他的成就，標題相當誘人：〈愛滋病的終結？〉世界上到處有人慶祝，愛滋病快要變成非致命的疾病了。

華克踏上醫學之路，充滿誤途、阻礙和混亂。在他的回憶裡，找不到他不愛科學的時候。他的父親是一位地質學家，啟發了他對自然界的好奇心。華克說，他的父親是一位「工作狂」。他回憶起快樂、珍貴的星期六時，他跟著父親一起去田野調查。華克只有十一歲時，有一次他們從田野調查回家後，他的父親把他們採集的池水樣本放在顯微鏡底下。華克笑著回憶道：「那裡面充滿生物。」這就是一個轉捩點。這一滴滴的池水讓他感興趣的程度，遠超出父親研究過的所有石頭。對他而言，他覺得生物學有一種地質學沒有的吸引力。

華克的家庭跟何大一的一樣，在他成長的期間搬到另一個大洲去。他就讀高中二年級時，他的父親獲得一筆研究金，要去北非研究紅土。他們舉家搬到瑞士，一個讓父親能夠來回田野調查的地點。華克當時就讀異國的公立學校，不僅課業上遇到挫折，還突然得學德語。不過，雖然這一切很艱困，卻讓這家人更團結，華克也愛上這個阿爾卑斯山中的國家。

在大多數朋友開始念大學的年紀，華克卻花了許多時間油漆房屋，以及開著果菜車在瑞士到處跑。不過，等到他二十多歲在科羅拉多州從學校畢業後，他心裡所想的已經非常確定了。他急著想要去醫學院。他通往醫學院的道路相當長，這也讓他被錄取的消息更加甜美。一天下午，他打開了父母家中的一個信封；由於信封不大，華克原本以為他被拒了。但是，他一看到第一行開頭寫著「恭喜」，他就倒在沙發上，臉上全是淚水。他回憶道：「這種情況下，你會發覺不同的情緒有多麼相似。」這一切真的要發生了，他真的要去念醫學院了。他在大學生涯經歷那麼多崎嶇難行的路之後，總算得到了一個他真正想要的大獎。

華克從凱斯西儲醫學院畢業後，轉往麻州綜合醫院繼續醫學訓練。正如以往一般，他不太清楚自己在醫學領域的方向，以及他該專精在哪一科。第二年春天，他開始注意到一群不尋常的病患；他們都罹患非常罕見的疾病，像是肺囊蟲肺炎（一種真菌感染肺部的疾病）。整間醫院的專家都匯聚起來，想辦法釐清這些年輕男子到底發生了什麼事，但是似乎沒有人有答案。這讓華克震撼十足：至今仍有醫學上的謎題。即使是全國菁英醫生匯集的麻州綜合醫院，仍有疾病能考倒最出眾的醫學人士。

那時是一九八一年，這個謎樣的疾病還被稱為「同性戀相關免疫症候群」；有些人說這是同性戀瘟疫，或是同性戀癌症。沒有人知道致病的原因以及傳染的方式。華克原本不確定他未來的醫學之路要怎麼走，但現在在危機愈益擴大之際，他發覺大家需要他。

在一九八〇年代初期，華克與何大一都在麻州綜合醫院接受傳染病的訓練。何大一的年資比華克多一年，而且已經是超級明星。一九八四年時，華克與何大一參加圓桌座談；世界各地的醫院都會舉辦這樣的座談儀式，討論醫學方面的問題。這一年的圓桌座談很特別，因為主角是共同發現ＨＩＶ的加洛。加洛才剛剛在《科學》期刊上發表他的論文，指出ＨＩＶ為造成愛滋病的原兇。華克回憶道：「這一切都讓人莫名亢奮。這個不斷殺人的東西，總算被辨認出來是病毒。」

華克決定申請研究獎學金，不過這代表他與病患之間的互動（他極為珍惜的事）必須放棄掉一大部分。他擔任住院醫師的經驗，改變了他對醫學的觀感。他眼見一位又一位的病患死在擁擠的傳染病房裡，便發覺這時需要的是研究。他身為醫生，覺得相當無助，只能給病患提供安寧治療。華克在念大學時曾經做過一些研究，但那時他並不喜歡。現在看來是再試一次的好時機。

華克進入史古立在麻州綜合醫院的實驗室；他在這裡的研究生涯將會相當漫長。此時的華克還算是個菜鳥。他的導師告訴他，他應該研究細胞對ＨＩＶ的免疫反應。華克說：「那時我還不太清楚那是什麼。」他還沒有什麼免疫學的相關經驗。史古立建議他測量T細胞對ＨＩＶ的反應，特別是殺手T細胞的反應；這些細胞是免疫系統的突擊兵。這樣做是希望藉由理解免疫系統如何抵抗病毒，來了解為何免疫系統會戰敗。

華克來到實驗室時，被告知不要跟兩位研究人員說話：索多斯基和羅森。華克被告知，這兩位「在做非常重要的事情」，所以不能分心。實驗室人員被告知不要互相說話：如果這種命令讓你覺得很幼稚，不妨想像一下，一位想要開始在這個領域裡立足的新研究員會作何感想。雖然這聽起來很奇怪，但至今都還有像這樣的實驗室。更糟的是，許多高度競爭的實驗室還會更上一層樓，讓實驗室的成員相互競爭，每位資淺的研究員都爭著最先取得資料，只為了讓自己的名字成為論文的第一作者。對華克來說，這非常困難。雖然他很感激導師的協助，他仍覺得迷失在汪洋之中。相關的指導少之又少，沒有人可以幫助他，實驗室的氣氛非常緊張，而華克的實驗沒有一個成功。研究獎學金的一年過去了，卻沒有任何能被認可的結果；華克心情鬱悶，覺得自己很失敗。

某個星期六早晨，華克在實驗室裡，又一個實驗失敗了。這本身並不稀奇：所有科學家都經歷過許多失敗的實驗。一個事先完全計畫好的實驗，只要面臨現實的混沌，常常還是會失敗。不過，只要有耐心、有經驗，有一些還是會成功。若要成為一個成功的科學家，有一部分就是要學會辨識這些契機，了解何時該放下、何時該放手一搏。華克此時正在職業生涯的開端，不知道該放下還是放手一搏。他的臉色暗沉不悅，看著那份失敗的資料。他不該打擾的研究員索多斯基此時走了過來，問了華克：「你現在在做什麼？」關心著華克為何會垂頭喪氣。華克告訴索多斯基他試著想做、卻完全沒辦法成功的事。讓他頗感意外的是，索多斯基有解法。

華克採納了索多斯基的建議，成功地讓一個ＨＩＶ的獨特模型完成與運作。他從他們的對話中發展出一個人工系統，使用從病患體內取得的Ｂ細胞來加工，用來表示ＨＩＶ的個別部分。他再測量殺手Ｔ細胞（即免疫系統的突擊兵）針對每一個部分的反應能力。在這樣的模式下，他有辦法分辨出Ｔ細胞對ＨＩＶ發生反應的組成要素，誘導出ＨＩＶ會啟動反應的是哪些部分。華克的團隊從他們的第一位ＨＩＶ病患取得這些突擊兵細胞，總算有辦法測量出身體如何對ＨＩＶ反應，為此感到非常欣喜。他們完成了一個戲劇性的發現。在感染ＨＩＶ的病患體內，殺手Ｔ細胞會特別針對並殺死受到ＨＩＶ感染的細胞。這些殺手細胞知道他們找的是什麼。但是，若從沒有感染ＨＩＶ的人取出殺手Ｔ細胞，這些細胞就不知道該找什麼東西。這項資料是第一個指標，指出身體能針對ＨＩＶ發展出特定的反應。

華克的導師知道這會是一篇重大的論文。他建議將這篇論文投到《自然》期刊，也就是這個領域裡最重要的學術期刊。華克從來沒寫過學術論文，覺得寫作的過程很繁瑣、不愉快。事實上，這篇論文的回覆伴隨一封模稜兩可的信，看不出期刊到底想不想要刊登。審查人員想要再進行一項實驗。更精確來說，他們想要對接受試驗的病患進行人類白血球組織抗原分型。人類白血球組織抗原（ＨＬＡ）是一叢基因，掌管了我們免疫系統的運作方式。這一叢基因位於我們ＤＮＡ中的第六個染色體上，在每個人的身上有相當大的變異；從整個物種的觀點來看，這樣的變異讓我們在演化上占有優勢。由於我們體內的基因有各種不同的變化，我們就有許多種防衛方式來對抗疾病。這表示，如果發生了傳染病大流行，許多人都死於可怕的疾病，整個物種仍有可能會有一些人存活下來。

期刊要華克對病患樣本進行ＨＬＡ分型，來確認殺手Ｔ細胞對ＨＩＶ的強烈反應背後，沒有遺傳上的先天優勢。問題就是，能做ＨＬＡ分型的人，沒有人願意碰ＨＩＶ帶原者的樣本。這些技術人員跟一九八〇年代末期許多人一樣：在那個還不清楚病毒怎麼傳播的年代，他們不敢觸碰ＨＩＶ帶原者的樣本。因此，華克決定自己做ＨＬＡ分型：他學會了操作程序，再檢驗了ＨＩＶ帶原者的樣本。據華克所說，得到的數據「模稜兩可」，看起來似乎有某種固定的模式，但並不能知道這一些基因有沒有影響。華克把這些數據附上，將論文寄回《自然》去。

論文由這份著名期刊評審的同時，華克前往美國首府華盛頓，參加一九八七年的第三屆國際愛滋病研討會。

華克和他的太太才剛剛迎接他們的第一個孩子，是個小男孩；現在，他也興奮地等著分享他的新HIV數據。不過，他的興奮之情沒持續多久：他坐著聆聽開幕演講，演講者正是重要的愛滋病研究人員和國家過敏與感染疾病研究所所長佛契，卻十足震驚地看到他自己的數據就在台上。華克自稱他是「卑微的博士後研究員」，此時心情跌到谷底。他想，應該是一位希望得到建議的同事把數據拿給佛契看，而佛契複製了他們的實驗。

華克失落地打電話給他的導師，告訴他這個壞消息。他告訴史古立，有人發表了跟他們很相似的T細胞實驗，但沒有指出他們的功勞。史古立說：「別擔心這個。《自然》剛剛接受了你的論文。」華克的心情馬上從谷底回復了；他的苦勞有了結果。

華克在史古立實驗室的工作即將告一個段落時，他的導師找他來談論他的未來。華克大笑著回憶道：「史古立說，有一天我會成為著名的免疫學家，我笑了出來。我那時相當肯定他一定弄錯了。」到了一九九〇年代，史古立的看法便印證了：華克成為波士頓的麻州綜合醫院和哈佛大學醫學院的愛滋病研究中心主任。

華克現在有辦法比較大量的HIV感染者，他於是想看看每個人HLA的個別特徵是否會影響殺手T細胞針對HIV的能力。正好就在華克研究這些殺手T細胞所扮演的角色時，他碰巧遇到幾個罕見的案例。這些人不服用任何藥物就能控制HIV，沒有人知道為什麼。由於這樣的人十分罕見，這一群人被稱為「非凡控制者」。華克發現，這一群人之所以特別，是因為他們T細胞的能耐。絕大多數染上HIV的人，T細胞會大量被殺死，但非凡控制者的T細胞卻能活下來，因此有辦法整理出一套有效的策略，來盯緊和殺死病毒。但這些人的T細胞大軍又怎麼有辦法盯緊和殺死病毒呢？答案似乎在這些人的基因裡。

華克找到一個根本的道理，解釋了免疫系統如何應對HIV，以及要如何才能戰勝病毒。他和他的同事得想出辦法，重製HIV感染者體內保護免疫系統指揮和突擊兵細胞的方式。可是，科學家怎麼能在沒有基因優勢的情形下，重製這麼複雜的免疫控制系統呢？

華克有一個理論，跟何大一所做的事密切相關。他相信，及早治療有可能啟動在非凡控制者體內所見到的免疫反應。他假設，如果在HIV感染夠早期的階段時使用抗病毒藥物，就會將一般人的突擊T細胞，轉變成那些能夠控制HIV的人身體裡的菁英部隊。可是，他又要怎麼找到一個接受及早治療，而後治療又中斷的病患呢？沒有一個醫生可以在道德良知之下，中止一個HIV感染者的治療。在碰巧的機緣下，華克即將得知，有一位病患符合這些條件。這是一位在感染非常初期的階段，就接受一套奇特的抗病毒藥物組合的病患：他就是韓恩，第一位柏林病患。

第八章　從那百分之一出來

在一九九三年於柏林舉行的國際愛滋病研討會上（這是史上最讓人沮喪的愛滋病會議），耶森正等著聽華克發表演說。在那前一年，即一九九二年，華克發現了一位奇特的病患；這位病患於一九七八年在舊金山感染HIV，但是當時他並不知情，而是後來在B型肝炎疫苗試驗時，從當時採集的血液樣本中診斷出來的。奇特的是，這位男性病患雖然從來沒有服用過抗病毒藥物，體內卻維持健康的T細胞水準，而且沒有進展成為愛滋病。華克特別對一種免疫細胞感興趣，這種細胞叫殺手T細胞，是免疫系統的突擊兵。這些細胞就像是訓練有素的殺手一樣：它們有一套精心調校過的機制，能偵測出有癌症、受到感染，或是因種種因素受到破壞的細胞。一旦它們辨識出哪個細胞必須要殺掉，它們就會釋放出細胞毒物：這是能夠讓細胞膜破裂的酵素，最後會將細胞殺死。

這些殺手細胞之所以能辨認出癌症細胞或受HIV感染的細胞，其辨認的方式有很大一部分跟個人的遺傳有關。免疫系統的指揮官，亦即輔助T細胞，在細胞表面上有能夠辨認入侵者特定部分的受器。但是，這些受器光靠自己是無法辨認出病毒或入侵者的片段；它們必須先認識病毒。因此，入侵的病毒的蛋白質（即第三章提到的抗原）會由另一種細胞轉介給T細胞上的受器；顧名思義，這些細胞就叫作抗原呈現細胞。抗原呈現細胞遇到病毒時，會把病毒吃掉，再將病毒的抗原，放在自己的細胞表面上，就像是征服者會高傲地把敵軍手下敗將的首級放在棍子上展示一樣。

任何人看到木棍上綁著一顆人頭，都會被嚇到採取行動；一個被訓練成要殺死免疫系統敵人的指揮官更是如此。可是，如果指揮官看到的，只是綁在木棍上的一根手指呢？這就沒那麼可怕了。每個人的遺傳物質，會決定自己的細胞表面上要展示病毒的哪個部位。有些人的細胞表面可能會展示一顆頭（這樣子就清楚地表示一定要採取行動），但有些人遇上同樣的入侵者，展示出來的卻可能只是一根手指。指揮官依然會動員，對入侵者發動攻勢，但是不會像看到敵人首級那樣，動員出全部的突擊細胞。（我們生物學家對人體部位的描述有時候有點毛骨悚然，敬請見諒。）

免疫系統的反應不只取決於一顆頭或一根手指；木棍本身也一樣重要。（掛著敵人首級的東西叫作HLA，不過我們就姑且稱它為木棍。）這根木棍不只掛著入侵者的首級，更會決定要展示出入侵者的哪個部位。每個人木棍裡的遺傳物質，會決定要把敵人的哪個部位展示給免疫系統看。這一點很關鍵，因為展示的部位（是一顆頭？還是一根手指？）會決定免疫系統的反應。

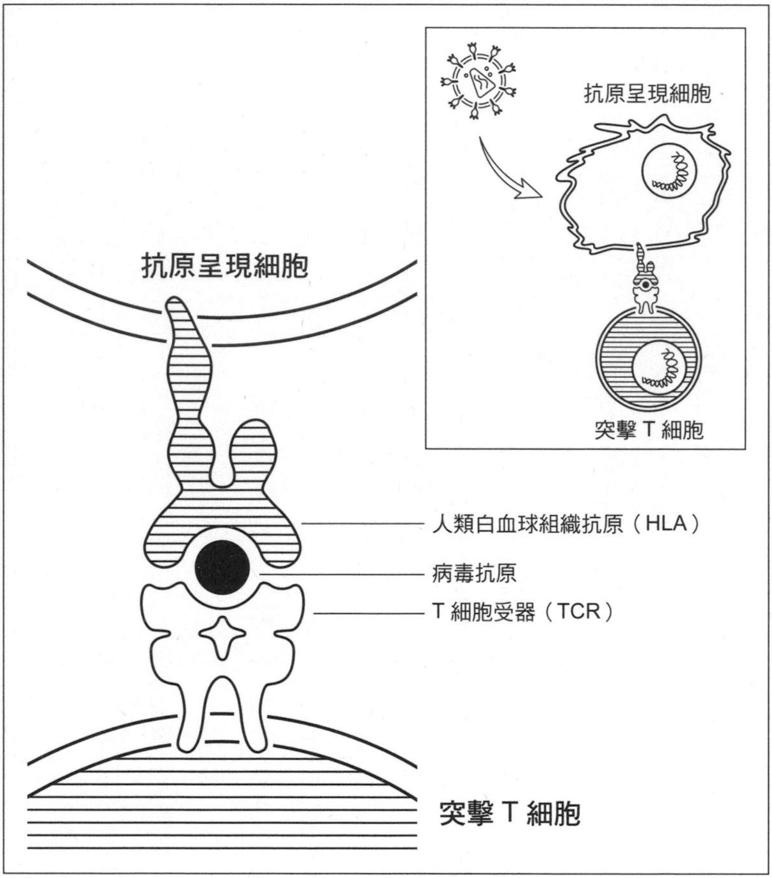

免疫系統怎麼在木棍上展示敵人首級。對付入侵者的反應為何，取決於三種分子之間的交互作用。首先是抗原呈現細胞上的人類白血球組織抗原（HLA），再來是抗原（即病毒的一個小碎片），最後是 T 細胞上面的 T 細胞受器（TCR）。這三個分子結合在一起的方式，會決定免疫系統反應的強弱。

指揮細胞上的受器（ＴＣＲ）、入侵者碎片（抗原），與木棍（ＨＬＡ）三個分子之間，會發生一項關鍵的交互作用；前圖即為這項交互作用的圖示。分子之間的連結，決定了免疫系統動員的強弱。因此，如果我們有一套特別的基因，那麼身體將病毒展示給指揮細胞的受器時，它看起來像是木棍上可怕的人頭。我們的指揮細胞會接受到警示，突擊細胞就會進入嚴重戒備的狀態。反之，我們的基因也有可能跟我們作對，讓展示給受器的病毒碎片，看起來像是一根沒有危害的手指。

華克建立了我們對T細胞的想法，以及它們如何在基因動員之下對抗ＨＩＶ。可想而知，當他遇見一位沒有進展成為愛滋病的ＨＩＶ帶原者時，他馬上就開始想，那個人的T細胞在做什麼，以及ＨＩＶ是怎麼樣被展示給指揮T細胞的。在當時，很可能沒有任何其他的醫生會做出這樣的聯想。雖然華克並不太清楚這位病患體內發生什麼事，他卻知道這件事非同小可。那年夏天，華克前往柏林的時候，他興奮地準備報告手上的結果，也更想知道其他醫生是否有看過類似的案例。

參加同一場會議的還有何大一；他在一九九〇年的時候搬到紐約市。他在紐約大學醫學院擔任研究員，急切地想開始在洛克斐勒大學進行新愛滋藥物的臨床試驗。他知道ＡＺＴ的限制，但他希望在柏林聽到好消息。

這是一場充滿失敗的研討會。高高在名單之首的，就是ＡＺＴ。這種藥根本沒辦法止住病毒；愛滋病的死亡率不斷攀升。會議上也有許多其他藥物試驗的結果發表出來，但沒有任何一項有用。有一項名為「協和」的試驗，是在病患感染初期、尚未出現症狀的時候讓他們服用AZT，但這項試驗毫無用處。其他開發來針對HIV生命周期特定階段的新藥，也都紛紛慘敗。有一項研究針對一種新的藥物組合，但有些研究人員認為，這項研究刻意操縱了統計數據和研究團體，來得到誤人的正面結果。這個掩飾的把戲並未得逞；隨之而來的反應，火藥味十足，與會人士指控這個團隊作弊。有一位研究人員看到誤導的資料時相當火大，在討論的時候，她氣憤地問道：「羅氏大藥廠付你們多少錢，才讓你們說這些話？」與會的人都說，這場研討會的氣氛讓人非常難堪。總計有八個臨床試驗，在熱切的期盼下開始進行，卻都得到負面的結果。彷彿這一切都還不夠；更糟的是，死亡率是有史以來最高的一次。

耶森跟他的弟弟、妹妹和安德魯坐在研討會台下。雖然此時他的弟弟和妹妹在工作上還沒有接觸愛滋病患，接下來數年間，他們的醫療生涯都將是由這個病毒塑造出來的；弟弟厄尼甚至會跟耶森一起在同一間診所工作。耶森聽到德國總統首度提及愛滋病，這歷史性的一刻讓他相當難忘，但接下來的事情讓他更震驚。根本沒有什麼新的想法，也完全沒有希望。安德魯在兩個月前才剛剛確診感染病毒，耶森本來期望在會議上找到一些有希望的新藥。他本來確信，一定會在某個新開始的臨床試驗裡聽到一些好消息，最後卻是什麼都沒得到。即使是HIV領域的超級明星何大一都沒能提出什麼，這讓他無法相信。他坐在研討會台下，開始哭了起來。一切都沒希望了；安德魯會死。

一九九三年的柏林愛滋病研討會，讓那些迫切需要新藥來治療HIV的人徹底夢碎了。他們等著使用的新藥，距離美國食品藥物管理局核准使用還有兩年的時間。這個藥是服妥美，是以HIV蛋白酶的晶體結構設計的。在一九八九年時，大家都以為默克集團是第一個解讀出病毒蛋白酶晶體結構的團隊，但是羅氏大藥廠的分子病毒學家卻知道，真正的結構其實有相當大的差別。根據他們標的物的模型，他們開發出R031-8959這種藥，也就是服妥美。

沒有人會想到，AZT（針對反轉錄酶的藥）加上服妥美（針對蛋白酶的藥）會形成強勁的加成藥效。將AZT與服妥美結合起來後，兩種藥在細胞裡的濃度分別會大幅提高，讓這兩種藥更能攻擊病毒的複製機制。接下來的幾年內，這種合併療法（稱為「高效能抗反轉錄病毒療法」或「雞尾酒療法」，HAART）會經過證實，可以擊倒病毒，讓血液（但不含病毒窩）裡偵測不到病毒。

此時，我們可以快轉三年，到一九九六年七月的愛滋病研討會；此時，何大一向台下秀出一張扭轉一切的投影片。這張投影片證實了現今看起來再明顯不過的事情：一般的HIV感染者每天會複製出數十億個病毒。這項資料是一個轉捩點。我們現在很難相信，但在這場會議之前，醫界甚至對於感染是否需要治療都意見不一。在這場會議之後，一切都明朗了：病患必須接受抗病毒藥物治療。更好的消息是，此時有新的藥物可以用了。一九九七年，《新英格蘭醫學期刊》裡的兩篇論文證實了一九九六年會議上報告的事情：雞尾酒療法能將死亡率減少百分之六十到八十。一九九六年的愛滋病會議是一九九三年柏林會議的相反，這場會議充滿樂觀的氣氛；「治癒」二字也盤旋在一九九六年的會議上，雖然與會人士沒有明講，但大家腦子裡都這麼想。改變局面的，是一票新的蛋白酶抑制劑。一九九六年會議裡樂觀之情所潛藏的，是希望這種雞尾酒療法的藥效會夠強，強到足以遏止這個傳染病大流行。研究人員希望，這些藥物能將體內的病毒清光。引領這些盼望的，就是何大一；這位研究人員是蛋白酶抑制劑的先驅人物，讓各地的新聞宣告愛滋病時代的終結。不過，雖然這項新的雞尾酒療法向前邁進了一大步，它卻不是治癒的療法；至少此時還不是。

第九章 但是，醫生，我不覺得我生病了呀！

一九九六年時（一如現在），專家對於應該何時開始用抗病毒藥物治療最好，仍然沒有取得共識。雖然有些科學家提出假設，認為及早治療有可能帶來好處，但沒有具體證據支持這點。許多病患難以忍受這些藥物；藥物的副作用千奇百怪，從精神方面受到干擾，到腸胃不適、脂肪分布改變都有。在紐約市地獄廚房區的聖克萊醫院裡，愛滋病房擠滿了飽受這些副作用之擾的男男女女。有一位男性病患只想要吃冰塊，沒辦法吃固體食物。另一位則是處在失智狀態，不僅感到困惑，還有幻覺。幾乎每個人都有凹陷的雙頰；這個特徵有如小說中繡在身上的血紅赤字般，標記著這個人就是HIV帶原者。由於副作用的種類太多了，醫生沒辦法依循一般的通則，而必須自行判斷是否該立即開始治療，或是等到病毒的影響可以在病患身體測量得到再開始。

在HIV感染大多數人時，只有一隻病毒。它會進入一個細胞，接著開始進攻。它的受害者是T細胞；這是一種白血球。無論感染途徑為何，病毒的攻勢主要會從腸道和直腸開始。我們通常會認為HIV是血液裡的疾病，因為絕大多數的研究和實驗都集中在身體的這個部分，但事實上，病毒大都在腸道和直腸裡進行複製；那裡有一個非常密集的白血球網路，當中包括T細胞。腸道內含身體免疫系統絕大部分：超過百分之七十的T細胞都位在腸道內，而非血液裡。腸道是HIV與許多其他感染的戰場。HIV在消化、透過性交傳染，甚至是靜脈血液傳染後，首先與免疫系統交戰的地方就是在腸道裡。非經由肛門的性行為，以及靜脈血液傳染，為何會讓HIV在腸道裡進攻？我們並不清楚這個原因為何，但有可能跟我們過往的免疫系統有關。

HIV之所以能攻破進入T細胞，是因為細胞表面的蛋白質所致。HIV需要兩種蛋白質，才能溜進細胞裡。第一種是CD4：具有CD4蛋白質的T細胞是免疫系統的指揮官，會整合攻勢，命令突擊兵的殺手T細胞殺進戰場，清除病毒。HIV會先辨認出指揮官，並先行將它們擊倒；這是一個機靈的策略，因為少了指揮官，免疫系統就無法整合對抗HIV的攻勢。

不過，HIV若要進入T細胞，需要的不只是CD4；第二種稱為CCR5的蛋白質也必須存在才行。絕大多數的病毒都需要CCR5才能進入我們的細胞。這種人類蛋白質在我們體內沒有具體作用；它跟闌尾一樣，有沒有它似乎都不會影響我們的健康。在細胞表面上，CCR5蛋白質位在CD4的旁邊。宛如打開一道上了鎖的門一般，HIV與CD4和CCR5的接觸就像是鑰匙插進鎖頭裡。如下圖所示，病毒會先在細胞表面與CD4蛋白質形成緊密連結，之後會再抓住CCR5。

HIV裡有一個部分，猶如打開這道奇特的鎖所需的鑰匙；這是一個絕妙的工具。每個HIV的表面都布滿小刺突，這些刺突是病毒的膜蛋白，進入T細胞需要依靠它們。這些刺突本

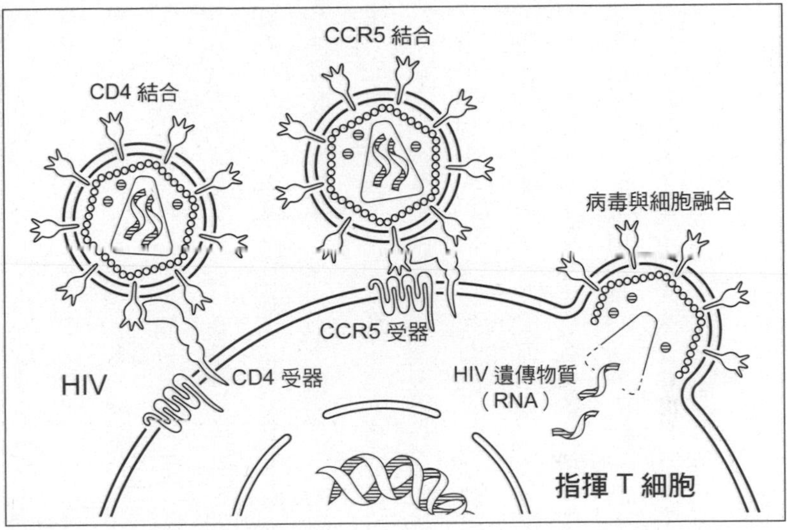

打開 T 細胞的鑰匙。HIV 的膜蛋白會先與 T 細胞表面的受器 CD4 接觸。跟這個受器結合之後，它會再與另一個並存的受器 CCR5 結合。這個交互作用會讓膜蛋白向內折起來，將病毒拉近細胞。一旦病毒與人類細胞接觸，兩者的膜會融合，讓病毒得以進入細胞。

身又分為兩個不同的單元：gp120 和 gp41。gp120 單元位在刺突的尖端，gp41 則在底部。病毒靠近細胞時（不論是在血液中自由流動，或是卡在腸道組織裡面），刺突尖端的 gp120 會與 CD4 結合。在初步接觸之後，病毒就會靠近被害的細胞。刺突底部的位置，讓它正好與 CCR5（即與 CD4 緊密並存的蛋白質）接觸。

一旦 HIV 抓住 CD4 與 CCR5 兩種蛋白質後，膜上的刺突底部就會向內折起來。這個舉動會把病毒拉近細胞，讓兩者的膜彼此貼附。宛如兩滴從窗戶上流下的水一般，病毒與細胞接觸，兩者的膜會結合在一起；兩滴於是變成一滴。病毒現在就能將它的內容物傾倒進人類細胞裡；這些內容物就是RNA，以及將RNA解開、移進細胞所需的所有酵素。一旦進入細胞後，病毒的RNA會直搗細胞核，準備占據我們的DNA與細胞的機制，開始自我複製。

只有少數幾種細胞會同時具有CD4和CCR5。雖然HIV能感染任何這一類的細胞，我們通常把焦點放在指揮細胞的折損上，因為它們大量存在血液中，更與我們自保的能力切身相關。回顧歷史來看，雖然這個病毒也會在我們的組織裡存活，我們通常還是把這個疾病視為血液的疾病。這是有原因的：比起取得組織樣本來測量具有CD4和CCR5的細胞群體，抽血來測量指揮細胞簡單多了。

病毒的外套膜會掃描周圍的細胞，偵測那些從細胞中探頭出來的CD4和CCR5蛋白質。一旦它偵測到這些蛋白質，就會跟它們結合，有如磁鐵一般，並且進入細胞中。HIV除了攻擊指揮細胞外，也會攻擊巨噬細胞；這是會吃掉入侵病原體的白血球。巨噬細胞有時被人稱作人體的垃圾處理機。HIV並不會直接殺掉巨噬細胞，而是讓這些細胞存活下來，甚至還會改變我們身體與這些小型垃圾處理機溝通的方法。這樣的策略非常聰明，因為巨噬細胞能夠到達身體的任何部位，同時載著病毒到處跑。不過，HIV最為人所知的一點，就是它會摧毀控制免疫系統的T細胞。

指揮T細胞是完全圓形的，上頭布滿CD4蛋白質絨毛般的螺旋。再一次強調，這些免疫系統的指揮官並不會直接殺死被病毒或細菌感染的細胞，而是統合身體對感染的反應，啟動突擊兵，即殺手Ｔ細胞；殺手Ｔ細胞名符其實，會直接殺掉被病毒感染的細胞。指揮官還會啟動Ｂ細胞；這些細胞像是轟炸機軍團一樣，在病毒上投擲抗體，將之擾亂，使它難以繼續感染新的細胞。每一微升的血液中（大約是一個雨滴的大小），一般健康的人有大約五百到一千五百個指揮細胞，但在ＨＩＶ大肆毀壞之時，這個數字可能會變成零。在一路趕盡殺絕的過程中，ＨＩＶ會殺掉許多Ｔ細胞。ＨＩＶ的行為像是受過訓練的殺手一樣，專門挑出整個軍隊所仰賴的指揮官。

但是，最大的問題是這個：在急性感染階段，當剛剛開始入侵的ＨＩＶ正號召出龐大的軍團時，此時其實沒有什麼症狀，而且就算有症狀也相當輕微。病患會發生類似流行性感冒的症狀，像是發燒、痠痛、疲倦等，這些與其他病毒感染時的症狀一樣。這個階段的主要目的不是殺死Ｔ細胞，雖然說還是有不少Ｔ細胞會死，且大部分都在組織裡面。不過，這些損失跟接下來幾周的大屠殺比起來，不過是小事而已。指揮細胞此時尚未發現有什麼異狀，但病毒正在這個時候大量增加，竭盡所能地自我複製，平均一天會複製出一百億個。兩個關鍵的事件是相連的：身體內的病毒量達到高峰時，正好就在指揮細胞數量大幅跌落之前。從外表看來，病患看起來很健康，而且本人也很可能覺得很健康，但體內的免疫系統正在崩解。

在感染最初的幾周內，病毒會殺死深藏在組織裡的細胞。這些細胞包括指揮Ｔ細胞和巨噬細胞；跟在血液裡的細胞不一樣，組織裡的細胞是緊緊擠在一起的。這些細胞是病毒最佳的第一道菜。我們通常不會測量腸道內膜和陰部組織的細胞；從醫學上來看，我們很難發現這些細胞已經不見了。病毒一旦殺掉這些細胞，它們就不會再回來；即使經過數十年的抗病毒治療，我們也無法替補這些珍貴的指揮細胞。隨著病毒不斷自我複製，它會開始滲入血液裡。據我們所知，沒有一個神奇的開關，標記著急性感染結束、慢性感染開始（這有可能導致愛滋病）；似乎是當病毒數量達到一個臨界點後，血液裡就會充滿數十億個病毒。免疫系統會反應，但完全無法力挽狂瀾，大規模的毀壞於焉開始。指揮細胞會最先遇害，不過要消滅它們得花上一些時間。隨著細胞不斷被殺害，免疫系統便失去防衛作用。病患就會這樣從ＨＩＶ感染進展成愛滋病。

那麼，醫生到底該何時開始治療？要及早開始，來防止病毒破壞免疫系統？還是要晚一點，等到血液中可以測出病毒的影響，勢必需要服藥的時候？無論治療什麼時候開始，醫生會開的藥是一樣的。不過，在一九九六年前後，一般的想法是，一旦開始服用ＨＩＶ藥物後，就不能停藥。停止服藥有可能會讓病毒展開突變，而病毒只要開始突變，就有可能對抗病毒藥物產生抗藥性。

醫生非常不喜歡在沒有疾病的跡象時開始讓病患接受治療。由於沒有證據顯示及早治療有好處，因此沒有理由在症狀開始之前就先展開治療。事實上，太早開始治療也有風險，因為病患可能會忍不住停止服藥，而發展出抗藥性。畢竟，要一個根本不覺得自己生病的人服用藥物，是一件相當困難的事，尤其如果這些藥物不容易服用，又會產生可怕的副作用時。因此，雖然一九九六年時，我們總算有了能有效對抗ＨＩＶ的新藥，我們卻缺少了這些藥物的使用手冊。我們才正要認知到，迅速發展中的個體遺傳學能如何幫助我們尋找治癒ＨＩＶ的方法。

第十章　Delta 32 突變

一九九六年是柏林病患治癒療法確切成形的那一年。那年開始能取得的新藥，代表ＨＩＶ研究的轉捩點。不過，那一年還有一個新發現：一項關於個體遺傳學影響ＨＩＶ調控的奇特發現，到最後會變得跟這些新藥一樣重要，甚至可能更重要。這個發現與稱作 CCR5 的基因有關；更準確來說，是跟這個基因的某種特定突變有關：Delta 32。

在一九九〇年代初期，紐約市有一小群的男同志發現，他們雖然曾經多次與ＨＩＶ帶原者發生危險性行為，卻沒有感染ＨＩＶ。這些人當中，有些人開始想著自己為何沒有染病，並且想要釐清為什麼。最後，有二十五人到了紐約市曼哈頓東區的戴蒙德愛滋病研究中心；何大一在那裡擔任研究主任。這裡是全世界致力於ＨＩＶ研究中最大的私人研究中心。這一群男性後來被稱為ＥＵ，代表「暴露但未受感染」（exposed uninfected），成為該中心的病患群。

一九九六年，這間紐約市的研究中心的研究人員發表了一篇畫時代的論文。他們發現了這些ＥＵ病患為何進行了危險性行為，卻仍然未受感染。這些男子在 CCR5 基因上有一個突變，導致基因的三十二個片段消失不見。這個突變後來被稱為 Delta 32 突變。

CCR5 基因編碼的是 CCR5 蛋白質，科學家常常說這是個無所事事的基因，因為它在身體裡沒什麼重要的作用。CCR5 是「趨化因子受體第五型」的縮寫；趨化因子受體坐落在細胞表面上，會與一小群統稱為「趨化因子」的家族交互作用。趨化因子有如身體內的磁鐵，指引蛋白質到正確的路上。科學家相信，CCR5 會對化學訊號產生反應，指引蛋白質在身體內各處的去向。無論 CCR5 扮演了什麼樣的角色，這個角色看起來一點都不重要。具有 Delta 32 突變的人不會在體內表現這個蛋白質，而且身體健康似乎不受影響。如果你體內有這個突變，你可能自己也不知道。

總之，雖然 CCR5 蛋白質對我們似乎沒什麼重要的影響，擁有了它卻會讓我們受到ＨＩＶ的威脅，因為ＨＩＶ會利用這個蛋白質來入侵我們的細胞。另外，雖然 Delta 32 突變似乎沒什麼作用，也沒什麼害處，這個突變卻能讓人免於ＨＩＶ的危害。只要Ｔ細胞表面上沒有能運作的 CCR5 蛋白質，ＨＩＶ就進不了細胞裡面，連半個細胞都感染不了；只要病毒沒辦法進入細胞裡，它就會慢慢被身體過濾出去，傷害不了任何人。病毒就像是一個硬闖派對又沒什麼運氣的人，硬生生被擋在門外。

好消息是，Delta 32 突變出乎意料地常見，有百分之一的歐洲人體內可以找到這個突變。一個人若是在這個突變上是同型合子（亦即身體內的兩個 CCR5 對偶基因有相同被刪去的片段），一生當中便永遠能抵抗ＨＩＶ感染。另外，有些人在這個突變上是異型合子，表示他們的兩個CCR5 對偶基因中，一個有突變，另一個則是正常的。他們在細胞表面上的 CCR5 蛋白質表現就會比正常來得低；有些證據顯示，即使是這樣都會有些優勢，發展成為愛滋病的速度會比較慢。

研究人員慢慢地將拼圖一片片拼湊起來，了解ＨＩＶ要怎麼樣才能被控制。不過，問題依然存在：要怎麼做才能把這些知識轉變成為能救人的治療方法？

胡特興致勃勃地讀了一九九六年發表的這幾篇 Delta 32 突變與ＨＩＶ論文。他此時正在柏林洪堡大學就讀醫學院三年級，對感染性疾病和ＨＩＶ不太有興趣，而是專注在血液學和腫瘤學上。他這時才二十歲出頭，幾乎終日都在讀書。他不喜歡當學生。早在德國醫生短缺的狀況促使他學醫之前，他在學校的表現就不盡理想。他已經在夢想著醫學院畢業、完成研究訓練後，他想做什麼。他知道，他想繼續待在柏林；他愛這座城市，以及這座城市提供的研究機會。這裡的學術環境相當競爭，他沒什麼機會在柏林重要的醫學院裡找到教職。但是胡特知道這是他想要的，而且他也願意拚命追求這樣的生活。他在白日夢中，幻想著在柏林醫學大學醫院治療癌症病患、進行精采的研究，甚至還有可能治癒癌症。ＨＩＶ離他所想的還很遠。雖然如此，當他讀了這些論文、了解 Delta 32 突變如何讓人免於ＨＩＶ的感染時，就被這項發現所代表的巨變深深震撼了。

胡特坐在醫學院圖書館，手裡拿著這本期刊，看著窗外的冰雨打在玻璃上。他想著：「這太簡單了。只要有一個突變，HIV就能被止住。」他靠在椅背上。他相信，有了這麼震撼的發現，以及何大一在紐約市的實驗室所進行的研究，不用多久就能治癒愛滋病了。這一切很明顯：這是HIV史上非常特別的一刻。事實上，報章雜誌也在大剌剌地宣告愛滋病已經要終結了。胡特手上拿著的研究結果，似乎很有可能就是終結這一切的一部分。他把這本《自然》期刊放回架上時，根本沒有想到這幾篇論文對他的未來，以及他在不久的將來治療布朗的方式，有多麼重要。

在此同時，布朗和韓恩正與剛剛診斷出來的HIV掙扎著。布朗苦於AZT帶來的副作用，而韓恩則是難以應付複雜的用藥時程。兩人都會有一個瞬間，覺得自己快要死去。最後的結果是，他們都錯了。

第十一章　呼叫所有非凡控制者！

一九九五年時，華克在美國一間頂尖醫院任職，他是位成功的醫生和研究人員。那一年，他遇見一位叫馬西的男子；這個人的基因日後會讓華克的實驗室轉到一個新的方向上。在他令人傷感的回憶錄《夜中之歌：堅忍的回憶錄》中，馬西回想起華克剛開始的疑惑：他面前這位健康的男子，怎麼會是ＨＩＶ帶原者？馬西在二十二歲時接受輸血來治療血友病，因而受到感染，但過去十七年以來，即使沒服用過任何抗病毒藥物，不知怎麼地，他身體依舊保持健康。馬西此時已經訂婚，想要給他的未婚妻一個答案，解開他身上的醫學謎團；他希望華克能夠弄清楚他體內是怎麼一回事。華克對馬西進行了抗體測試，確認了他的確是ＨＩＶ帶原者，但他是怎麼控制病毒的，就不得而知了。

華克還是很在意殺手Ｔ細胞（即免疫系統的突擊兵）怎麼抵抗ＨＩＶ感染。對我們不幸的是，ＨＩＶ首先會狙殺指揮Ｔ細胞；這表示，我們會先失去指揮免疫系統所需的細胞。當然，這對病毒而言也是不幸，因為病毒只想要不斷自我複製，可是只要我們一死，它就沒辦法繼續這樣做了。這個病毒會殺死我們：這一件事情就足以顯示，從演化的角度來看，我們與病毒共存的時間並不久。只要再一些時間，我們應該會找到更好的共存之道。成功的病毒不會殺死它們的宿主，它們會找到與宿主共存的方法。

世界上到處都是有辦法與更大的生物共存的小生物。我們的腸道裡有一百兆個微生物平靜地活著。鯨魚身上灰白的斑點其實是小型生物藤壺；牠們與這些巨大的哺乳類快樂共存，一隻大翅鯨上可能有多達半公噸的藤壺。就某些方面來說，人類與HIV的共通點，比鯨魚和藤壺的共通點還多。我們跟HIV一樣，和我們生存所必需的事物有個殘缺不全的關係。就像這種會把生存所需的細胞殺掉的病毒一般，我們常常透過濫伐和汙染等行為，摧毀我們生存所仰賴的環境。HIV會表現CD4蛋白質以進入我們的細胞，由此殺掉指揮T細胞。只要這些指揮官一死，免疫系統就無法進行有效的反擊：突擊兵細胞不知道它們該去哪裡、該殺掉誰。少了指揮細胞，轟炸細胞就收不到所需的訊號，無法投擲能夠束縛住病毒的抗體。少了指揮細胞，身體會受到過大的震撼，記不起來自己是否之前有見過這種病毒。更狡詐的是，HIV會在沒有症狀的階段殺死這些指揮細胞；此時病患甚至連自己受到感染都不知道，還覺得自己很健康。

華克看到馬西的血液，馬上就驚訝地發現他還保有指揮T細胞。讓人覺得奇特的，不只是這些指揮細胞依然存在，而是這些細胞還是對HIV專一：指揮細胞可以專門辨識出細胞受到HIV感染，並大舉動員回應。馬西體內的T細胞大軍，是華克看過所有的HIV帶原者當中，數量最龐大的一位。

在純然巧合的情況下，華克發現了一個能夠控制ＨＩＶ的病患，而且控制的機制正好就是他專長的領域。華克很清楚，他必須釐清馬西的指揮Ｔ細胞是怎麼保存下來的。從他早期對ＨＩＶ和免疫系統的研究，華克已經找到蛛絲馬跡。他懷疑，掌控我們免疫系統的ＨＬＡ基因，是馬西能以這樣驚人的方法控制ＨＩＶ的原因。確認這些基因是否是背後原因的唯一方式，就是找到其他像馬西一樣，能以類似的方式控制ＨＩＶ的人。

六年後，華克在紐約市發表談話時，大勢已經改變了。這次的談話內容是ＨＩＶ和愛滋病科學的最新消息，聽眾是三百位見過大量ＨＩＶ帶原者的醫生和護士。華克不經意地提到馬西；他經常想到這位病患。他問了在場的醫療專業人士，看看他們有沒有見過類似的案例。超過一半的人舉了手。華克回憶道：「我那時一定有大聲地驚嘆一口氣。」這就是答案了：只要華克有辦法接觸到夠多間ＨＩＶ診所，他就能比較這些非凡控制者之間的ＨＬＡ基因。如果他們都有某個共同的基因，那麼也許有辦法把它弄進缺少這個基因的ＨＩＶ病患身體裡。

這當中有一個問題：即使是最初的實驗，都難以募到足夠的資金。華克相信，非凡控制者之間有個遺傳上的共同之處，而且這個共同之處就在ＨＬＡ基因裡；但是，他無法精確地說明這個共同之處是怎麼運作的。這類的研究通常會尋求政府單位合作，但是沒有一個政府單位會想資助一個連目標都不知道要找什麼的實驗。在這段令人挫折的時間裡，華克與馬克和麗莎・舒瓦茲夫婦共進早餐。馬克是高盛集團的投資銀行家，麗莎則是一位有機農夫和乳酪生產者；兩人正在資助哈佛大學的一項計畫，訓練非洲的科學家和醫生來面對ＨＩＶ危機。馬克問華克還有在進行什麼樣的工作。華克把非凡控制者的計畫告訴了他，也說明了尋找贊助者的困難。舒瓦茲夫婦馬上就了解這項計畫背後的想法，當天就捐獻了兩百五十萬美元，用來取得非凡控制者的樣本。華克緊接著就致電給全世界各地的合作對象。

這種治療ＨＩＶ的方法，亦即透過能控制病毒者的個體遺傳特徵，屬於一個正在擴展中的趨勢。個人化醫療的前景，是一位病患的基因能增進我們對疾病的認知、指出適當的治療方式，以及辨識出可能的副作用。隨著定序病患基因所需的費用下降，我們對於疾病與遺傳特徵的交集也有更深的認知。目前，在臨床試驗上，我們有實驗性的新藥，有辦法修補造成囊腫纖維症的突變基因。我們有藥物能特別針對癌細胞增生相關的蛋白質，也是由遺傳學研究揭露出來的。基因治療領域一度掙扎求生過，因為曾經有看似無法突破的沉重安全性因素；一九九九年，一位十八歲青少年在賓州大學死亡，重創了這個領域的研究，造成美國食品藥物管理局下令中止數項臨床實驗。不過，這個領域今日正宛若再生，諸多領域都回報了正面數據，包括遺傳性失明、帕金森氏症，以及遺傳性血液異常。當今建基在遺傳學上的醫藥所面臨的挑戰，是我們的數據實在是太多了，很難釐清哪些關係舉足輕重，哪些只是湊巧而已。以ＨＩＶ而言，研究人員會想找到一群有相同基因機制的人，有辦法透過這個基因機制來控制ＨＩＶ。研究人員已經知道 Delta 32 這個突變與ＨＩＶ抵抗能力之間的關聯；不過，華克對非凡控制者的遺傳學研究，即將揭示一種控制ＨＩＶ的新方法。

佛瑞奇平躺在醫院的擔架上，身上只穿著薄薄的病患服，覺得又冷又緊張。他從舊金山飛到波士頓來接受這項檢查：例行性的上下消化道內視鏡；兩個裝上攝影機的管子會伸入他體內，一個從咽喉，一個從肛門，來取得腸道組織樣本。這是一項常見的手術，用來檢查腸道是否有瘜肉，以及腸道癌症的初始症狀。醫生問佛瑞奇是否有問題時，他笑著搖搖頭，但他內心深處擔心的是麻醉手續，以及若有找到瘜肉的話要怎麼辦。其實，佛瑞奇主要只是覺得很餓，因為手術前的預備作業，他已經超過十二小時沒有進食，反而還用一個很噁心的液體清洗他的消化系統；醫生說，必須用這個液體清洗腸道才行。

佛瑞奇已經感染ＨＩＶ超過二十年了。他親眼見到好友因為這個疾病死去，更讓人心痛欲絕的是，他的男友也死於愛滋病相關的併發症。但是，佛瑞奇卻依然健康；更重要的是，他從來沒有服用過任何抗病毒藥物。

他並非唯一一人。據估算，美國有三百分之一、歐洲有一百分之一的人，不必服藥就能控制病毒。整體算下來，ＨＩＶ帶原者族群裡，約有百分之一不需要服藥。在這一群能夠控制ＨＩＶ

的特別人士之中，又分成子群體。非凡控制者的血液裡基本上測不到病毒，每毫升的血液裡會少於五十個病毒。相對地，病毒血症控制者則偵測得到病毒，每毫升的血液裡有介於五十到兩千個病毒。兩種控制者都是無需治療就能控制病毒，不過非凡控制者的長期預後診斷比較好。由於他們體內的病毒量相當少，控制者幾乎不可能傳播病毒；但這也並非全然高枕無憂：病毒血症控制者有時候會在控制病毒數十年之後，突然轉向發展成為愛滋病，而且原因不明。

我們必須記得一件重要的事：即使非凡控制者血液裡的病毒量低到偵測不出來，這並不表示其他的組織裡就沒有暗藏病毒。有一種稱作「腸道相關淋巴組織」的特殊組織，散布在腸道表面；這種組織裡內含人類免疫系統的絕大部分。腸道相關淋巴組織與血液不同：血液裡的免疫細胞可以自由漂泊，但腸道相關淋巴組織形成了一個綿密的抗病細胞網路。

由於免疫系統有那麼大一部分集中在腸道裡，因此身體抵抗外侮的第一道防線，就是在腸道裡形成的。在鼻子、喉嚨、扁桃腺、大小腸，和泌尿生殖系統的戰場裡，布滿了黏膜相關組織。腸道相關淋巴組織為了防禦身體，裡面內藏大量的淋巴球；這些細胞能辨認入侵者，並發動攻擊。

雖然對大部分的疾病來說，所有的免疫細胞都伺機而動是一件好事，但ＨＩＶ卻不會這麼容易就被打敗。對ＨＩＶ而言，這個組織根本不是危害，甚至還是迎賓的紅地毯。腸道細胞中，可能有多達百分之九十會表現 CD4；另外，腸道內的淋巴球會表現出極高量的 CCR5，其數量之大，大到研究人員原先以為 CCR5 受器只會出現在腸道裡。這裡是ＨＩＶ進行感染、奪走主控權的最佳場域；病毒會在這裡自我複製好幾十億份出來，日後可以遍布整個身體。另外，腸道是病毒最佳的藏身之處：在抗病毒藥物清光血液裡的病毒後，它還可以在腸道裡潛伏好幾十年。病毒會再醒過來，重拾全力；這當中的原因尚屬未知。因此，通往擊敗ＨＩＶ的道路，勢必經過腸道；若是沒有顧到我們免疫系統這麼關鍵的地方，我們的悲慘命運就是會繼續藏著病毒，無法將之完全清除。這就是為什麼ＨＩＶ研究人員會對ＨＩＶ控制者和柏林病患有這麼多要求：研究人員除了要知道他們如何在血液裡控制病毒外，更需要知道他們怎麼在組織裡做到同樣的事。

ＨＩＶ控制者除了能在不服藥的情況下控制ＨＩＶ外，可能最讓人訝異的是他們對於協助ＨＩＶ研究相當大方。好幾百名像佛瑞奇一樣的ＨＩＶ控制者會進行侵入式的手術和長期試驗，替對抗愛滋大流行的抗戰助上一臂之力，而且他們自己並未從中直接受益。佛瑞奇在談論這些事的時候，人躺在擔架上，即將接受這個侵入式手術。當我問他為何要這樣做，他把答案扭轉了過來，反過頭來感謝研究人員，似乎對他自己的貢獻毫無知覺。

我再問佛瑞奇，他能用這麼不可思議的方式控制ＨＩＶ，他對於背後的科學有什麼樣的想法？他回答：「我不知道。我想，我只是運氣好而已。」他貢獻給研究已經超過十年的時間；這已經是他第二度飛到美國另一端，自願接受一項讓人不舒服的手術。不過，雖然他接觸最尖端的研究已經這麼多年了，從來沒有一位研究人員跟他坐下來對他說明他怎麼有辦法與ＨＩＶ共存這麼長一段時間，卻沒有發展成愛滋病。不知怎麼的，科學被排除在知情同意書之外。耶森會花時間向他的病患解釋ＨＩＶ的生物學機制，但是研究人員很少有辦法跟他們的受試對象花這樣的時間。病患也許了解，他們接受的手術或治療背後有什麼樣的風險，但是他們多半沒有跟人討論過背後的科學。

佛瑞奇這樣的人有辦法在沒有治療的情況下控制ＨＩＶ這麼長的時間，是因為他們個人的遺傳所致。我們現在之所以知道這一點，是因為舒瓦茲夫婦二〇〇二年在華克的研究上押下賭注。華克那個瘋狂的假設，最後證實是正確的：非凡控制者在第六條染色體上有特別的基因，編碼了ＨＬＡ，亦即人類白血球組織抗原。人類的ＨＬＡ非常多樣。我們個人的ＨＬＡ編碼了一套蛋白質；這些蛋白質之後會展現在體內每一個細胞的表面上。這些ＨＬＡ蛋白質有如一種祕密的握手儀式。如果一個細胞有這些蛋白質，免疫系統就知道這是人類細胞；反之，這個細胞就會被標成異類，會被摧毀。這就是為什麼人在接受組織移植時（無論是肝臟細胞或是幹細胞），捐贈者和接受者之間的ＨＬＡ必須吻合。這樣一來，捐贈者的細胞進到接受者的體內後，會被接受者的身體辨識出來，產生排斥的機率就會比較低。

這些蛋白質在ＨＩＶ感染的過程中也扮演關鍵的角色。病毒進入人體時，會被抗原呈現細胞吃掉。抗原呈現細胞會消化病毒的蛋白質，再將病毒的碎片（即抗原）放在細胞表面的ＨＬＡ蛋白質上面；這就是木棍上的首級。它們之後會再把抗原帶給T細胞。T細胞、病毒蛋白質，和抗原呈現細胞就像一片片的拼圖一樣，會剛好兜在一起。T細胞從抗原呈現細胞接收到的訊號，會決定免疫系統要怎麼樣回應。對HIV控制者而言，這個訊息正好非常大聲、清楚。HIV控制者體內會展示出來的抗原，跟那些會發展成愛滋病的病患體內所展示的大為不同。在HIV控制者身體裡，病毒的作用有如雙面間諜，會偷偷地告訴T細胞，說這是非常真實的威脅，免疫系統必須傾全力來抵抗。HIV控制者動員指揮和突擊T細胞的方法，詳見下頁圖示。

HIV控制者並不是通常會有類似的HLA基因；不過，他們的這些基因確實很相似。HIV控制者體內，有些特定的 HLA-B 基因（如 B*57 和 B*27 ）會出現，而且數量高到不成比例。這跟獼猴的狀況類似：具有 HLA Mamu A*01 基因的動物比較有可能控制SIV，即靈長類中與HIV相對應的病毒。

不過，到頭來真正最重要的，其實不是基因。HIV控制者體內真正有差別的，是組成HLA蛋白質表面溝槽的個別胺基酸。大多數的HIV控制者，在抗原呈現細胞表面某一個區域上有特定的胺基酸。DNA裡不過幾個字母的改變，就足以決定一個人能不能控制HIV；因此，一個人的身體能否先天控制HIV，其原因不只有遺傳而已。真正的祕密，藏在 HLA-B 基因裡的小片段；這裡編碼了三種胺基酸。有這三種胺基酸（位置九十七的絲胺酸、位置九十五的甲硫胺酸，以及位置九十四的色胺酸）的人，就有可能透過整合的免疫系統攻勢，以先天的

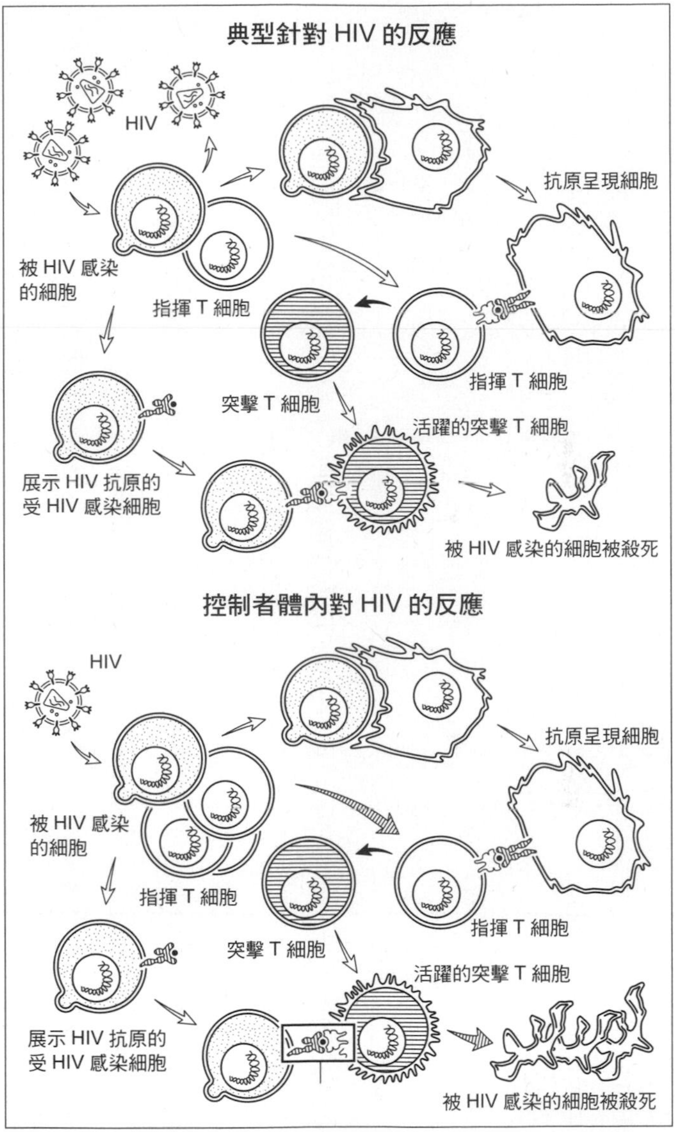

控制者如何打敗 HIV。病毒會以相同的方式感染控制者和非控制者的 T 細胞。抗原呈現細胞偵測到入侵者，吞噬病毒。控制者會刺激身體產生針對 HIV 的指揮 T 細胞和突擊 T 細胞，而非控制者就無法以自然的方式發動那麼強烈的反應。

方式控制ＨＩＶ。他們的身體能夠將病毒某個特定部分展示給Ｔ細胞，讓免疫系統得以全力抵抗ＨＩＶ。

佛瑞奇身體裡所有的細胞表面上，就有這少數幾種胺基酸。這些胺基酸並不會讓他在其他疾病上享有優勢；事實上，他有可能更容易受到一些其他自體免疫疾病（如乾癬）之擾。不過，這些特別的胺基酸替佛瑞奇所做的事，遠比它們可能帶來的危險來得重要：它們保護他不會發展成為愛滋病。

一個沒有這種遺傳福氣的人，就沒有可以控制病毒的先天機制。既然科學家現在理解了非凡控制者控制ＨＩＶ的緣由，他們要怎麼將之轉換成那些沒有特殊基因的人能用的治療方式呢？

第十二章　躲藏起來的治療

以愛情故事來說，耶森與安德魯的故事相當熱情。他們在一起的那四年，形成了一種連HIV診斷都無法打斷的愛情。隨著耶森找不到任何可以治療病毒的可行方式，擔憂日漸增長之時，他將絕望化為行動。他聯絡了他認識的所有科學家，即使只是最薄弱的人際關係也一樣。他拚了命找尋新藥、臨床實驗、任何可能可以救安德魯一命的東西。他還是認為只有安德魯染上這個疾病。此時他還沒檢測過自己，甚至連自己嚴峻的風險都不願承認，即使他平日經常告訴其他病患要及早治療這個疾病。

其中一通電話，是打給著名美國科學家、HIV共同發現者加洛。耶森曾經跟加洛在美國國立衛生研究院的團隊訓練過幾個月，也見過加洛談話好幾次。在這些講座上，他一如往常地積極參與，問了許多問題，也喜歡科學家之間引人入勝的討論。對加洛而言，耶森是一位鶴立雞群的人物。數十年後，他還記得這位在講座上見到的和藹、年輕金髮男子。他熱切地回憶起耶森，說他是一位「小天使」。對加洛來說，耶森是一位「你非得喜歡不可」的人。因此，當加洛接到耶森的電話，他就想要幫忙。他讓耶森聯絡了羅利；羅利是加洛密切合作的醫生，特別是在ＡＺＴ早期發展的時候。

羅利又輾轉將問題轉達給他的同事和好友利斯維茲；耶森在國立衛生研究院的短暫時間裡，她認識了耶森。她也很樂意幫忙，只是她沒什麼可以提供給耶森。她沒有萬靈丹，也沒有臨床試驗的數據；她能提供的，只有一個想法。她告訴耶森一種她和羅利覺得可能有潛力的藥：羥基脲。這種藥已經存在好一段時間了，跟ＡＺＴ的來由一樣，也是癌症藥物。羥基脲是一八九六年在德國開發出來的，一九六七年由美國食品藥物管理局核准用在特定一類的癌症上。這種藥的運作方式是阻礙一種特定酵素，這種酵素是生成ＤＮＡ的單元——去氧核糖核苷酸所必需的。這種藥光是擋住這一個酵素，就能有效抵抗癌症、乾癬，以及鐮刀型紅血球疾病。與ＨＩＶ相關的想法，是希望羥基脲能以類似ＡＺＴ的方式運作。若是這種藥能阻斷新ＤＮＡ的行程途徑，本質上也就阻斷了ＨＩＶ自我複製的方式。

羥基脲還會把細胞凍結住，讓細胞無法進行分裂，而ＨＩＶ無法在不能分裂的細胞裡繁殖。只要病毒凍結在那裡，其他的抗病毒藥物就能前來攻擊。用這種標靶是細胞而非病毒的藥物，其好處就是病毒沒辦法騙過它。如果在感染初期服用這種藥物，它有可能防止病毒在體內站穩。至少，利斯維茲和羅利是這樣猜測的。

雖然這種新藥從來沒有在ＨＩＶ病患上試驗過，但是耶森在絕望之餘依然想要一試。利斯維茲只有在加洛實驗室的細胞培養中測試過這種藥而已，而且還沒有發表任何跟羥基脲有關的實驗結果。沒有什麼特別理由，讓人覺得這種藥對人類有效；溫暖的培養箱中，許多在培養皿中有潛力的藥，一旦暴露到精細又複雜的人體裡就會失敗。

不過，死亡的機率夠高的話，什麼方法醫生都會想嘗試。HIV被認為是致命的疾病。在「恩慈療法」的例外下，醫生獲准嘗試其他並非核准為HIV用的藥物。任何藥物都有可能拿過來，用來對抗HIV。這樣的策略，最適用在家庭醫生式的醫療（常稱作從出生到死亡的醫療）。家庭醫生通常和他們的病患非常熟。病患的各個人生新階段，他們都會在場，而且也有可能知道病患的習性和怪癖。他們知道病患能否承擔實驗藥物的責任和後果。可惜的是，家庭醫生相當短缺。在這個醫學院學費、學生貸款利率不斷飆漲的年代，在美國畢業的新科醫生往往被較高薪的專科吸引走，使得幾乎每一州都亟需基層醫療的醫生。在一九九〇年代初期，醫學院畢業生有百分之四十選擇以家庭醫學為專業，現在選擇同一種專業的人只有大約百分之八。

臨床試驗需要大批研究人員、統計人員以及行政人員。讓許多人訝異的是，直接醫治病患的臨床人員，常常不會參與臨床試驗的設計；相反地，臨床試驗的需求，靈感通常來自研究人員的實驗室，操作有潛力的實驗的人，不是醫師，而是博士。這些實驗會重複進行，經歷同儕審查、發表，再進展到動物實驗。臨床試驗會根據統計模型來設計。臨床試驗問的是大問題：這個藥對需要的群體有沒有用？家庭醫生問的是小問題：這個藥對你有沒有用？兩種體系我們都需要，而且也許我們需要兩者之間有更多的對話。在臨床試驗中有效的藥物，不一定對某個人有效；反之亦然。兩個領域會互補，而且不論我們採用什麼樣的途徑，最終的目標是一樣的。

耶森在國際恩慈療法條款的帶動之下，決定讓安德魯服用一種實驗性的癌症藥物；這種藥從來沒有在ＨＩＶ帶原者的身上測試過。他這樣子做，是在冒一個非常大的風險：他賭上了他身為醫生的名譽、他與病人的關係，而且更重要的是，他賭上了他與他所愛之人的關係。醫病關係裡最核心的部分就是信賴。病患（特別是罹患致命疾病的病患）常常會盲目地相信醫生，對於即將接受的治療不太過問。麻州綜合醫院一位不願具名的醫生說：「你可以說服病患接受任何事情」，後面又補上一句：「我們必須採用自己的道德規範，以確保我們不會對病患有過分的要求。」以這樣的標準來看，知情同意的行為往往仰賴醫生本人的道德標準。要解釋多少給病患聽？病患要同意多少？這些定義只取決於一位醫生或研究人員的界限。這樣進行醫藥和科學研究，是相當有風險的行為。

這樣的風險不能等閒視之。耶森決定，他要離開柏林，來用實驗性的藥物治療安德魯。他想要與世隔絕。他們在德國北海岸外的北弗里西亞群島租了一間房子。從那裡開車到柏林要七個小時；那裡沒有人認識他們。耶森害怕其他醫生會覺得他所做的事太瘋狂、沒有道德。他每天搭乘渡輪到德國本土，出示他的證件，來拿這個實驗性藥物。他遵照嚴格的時程，親自把安德魯帶到德國本土的醫院，說明安德魯「生病了」，需要血球計數。在這樣詭異的隔絕狀態中，耶森掙扎著保持鎮定。安德魯完全受不了，待在那裡的兩個月期間，每一天都讓他備感難熬。

安德魯有時候會問：「那你呢？你是不是該去檢驗一下？」耶森總是有辦法把焦點從自己身上轉移開來。他日後回憶說，此時正是「大家都會死掉的時候……唯一重要的事情，就是救活安德魯。」

第三部

治療柏林病患

「我想要你看見真正的勇氣是什麼，而不是認為勇氣就是一個男人手中拿一把槍。那是你在開始之前，明明知道自己已經完了，可是你還是會開始，而且無論如何都會持續到最後。你很少會贏，但有時候就是會。」

——哈波．李，《梅岡城故事》

第十三章　第二個診斷

癌症。二〇〇六年，布朗孤獨地坐在柏林醫學大學醫院一間四壁剝落的房間裡，想著要怎麼辦。他剛剛才得知，他的癌症復發了。這間醫院感覺起來實在是太老舊了，很難相信裡面會發生什麼創新的事。走進醫院，卻不知什麼時候才會離開，或甚至不知道會不會離開：這是一種可怕、絕望的感覺。布朗此時已經經歷三次化學治療，時時刻刻都想著最糟的狀況。化學治療讓他非常不舒服，每次都覺得不想再做下一次了；不過，不做的後果會比這更糟。

他夢想著義大利。他上次度假就是去那裡，一個人遊走，先到熱那亞，再沿著海岸線走了幾個星期。他在這趟旅程裡，心裡並不安定。在得知癌症復發後，他的腫瘤科醫師胡特鼓勵他去度個假。胡特叫他放下一切，好好放鬆一下。義大利的風景雖然很漂亮，但生與死的念頭一直籠罩在他心上。現在是時候決定是否要進行一項又痛苦、又有生命危險的手術：骨髓移植。

他知道這個手術的風險有多高。有另一間醫院的醫生建議他不要進行手術，警告他手術的高風險。布朗只是希望化學治療會有用，讓他能回到快樂的正常生活。他已經經歷那麼多事了，為何還要罹患癌症呢？

他到達米蘭的時候，雨滴輕輕地落在鵝卵石街道上。他覺得好孤單。他的男朋友盧卡斯沒有跟他一起走。現在，他又回到醫院，此時他又回想到義大利的美好。閉上眼睛時，他還能感受到熱那亞朋友的熱情歡迎，以及烹調得恰到好處的新鮮海產美味。但他張開眼睛時，醫院直直地瞪著他。這次是癌症，不是愛滋病。

首先是擺脫不了的寒冷。他覺得自己好像已經病了好幾個月，生命中穿插著疲倦、鼻塞、疼痛。ＨＩＶ已經只是小事情：到了二〇〇六年時，ＨＩＶ已經是一種可以控制的疾病。布朗在一九九〇年代被診斷感染ＨＩＶ時，猶如被宣判死刑，但如今已經不再是這樣了。不過，血癌可不是這麼一回事。

就跟他被診斷出感染ＨＩＶ的時候一樣，他聽到醫生用德語慢慢地輕聲跟他說：「沒有治癒的方法。」布朗被診斷出罹患急性骨髓性白血病（ＡＭＬ）；這是一種致命的癌症，只有大約百分之二十五的成年人在確診五年後還存活。

以癌症來說，ＡＭＬ格外地狡猾。這種癌症從骨髓開始生長。在我們的骨頭裡，有一種強大但柔軟的組織。骨髓縕藏了珍貴的幹細胞，這些幹細胞會長成我們血液所需的所有成熟血球。我們的骨髓每天都會生產數十億個血球。除了製造紅血球外，骨髓還會製造白血球（或稱淋巴球），這些細胞構成我們的免疫系統。ＡＭＬ會從骨髓開始；在那裡，癌症會刺激正常淋巴球，讓它們瘋狂生長，並取代健康的血球。癌症會侵蝕我們的免疫系統，直到什麼都不剩；我們再也無法自我保護。或是從外表來看，也可以說布朗患了擺脫不了的感冒。

醫生不知道ＡＭＬ是什麼造成的，有可能是接觸到特定的化合物、血液病變，甚至只是免疫系統比較脆弱。ＨＩＶ感染會讓免疫系統變弱，有可能是原因之一。不論對誰來說，被診斷出罹患血癌都是相當嚴重的一擊；但對布朗來說，血癌和ＨＩＶ共存在同一個身體裡造成的未知影響，讓他有股新的恐懼。他跟任何人一樣，擔心癌症治療的副作用，但他也擔心接受血癌治療，必須中斷他的ＨＩＶ治療。

在他確診感染ＨＩＶ後，他竭盡所能地告訴所有人，藉此對抗孤獨。但是現在，他卻不發一語。他的眾多友人、他過往那個有魅力的自己，全部在遠方中消逝了，宛若是上個輩子的事。現在，他只有濕冷的醫院房間、一位他深愛的男友，以及胡特醫生。

布朗在二〇〇六年十一月第一次跟胡特碰面後，就知道他可以相信胡特。胡特與耶森是鮮明的對比。對布朗來說，坐在耶森那間白色的現代風格等候室是一件可憎的事。在一九九〇年代中期，布朗走進診療室的時候都相當膽怯。耶森的病患愛他有如父親般，耶森也同樣地愛他的病患，擁抱著進入他們的心坎裡。但是，布朗從來沒有經歷過溫暖的父愛。對他來說，這樣的親密感讓他不適。他不想要被觸碰，不想要感覺到耶森銳利的眼光、溫柔的關愛和開放的心胸。他想要的是一位醫生，不想要朋友或父親。

胡特跟耶森不同，完全只專注在臨床的結果。他是一位年輕的腫瘤科專家，對於醫藥的情感面沒什麼經驗。胡特首次遇見布朗時，發現布朗很開朗、友善，反應也很快。高高、瘦瘦的布朗，看起來完全不像癌症病患；不過，這在臨床上是可以想見的。胡特從許多血癌病患身上，都看到這樣的現象：他們看起來都很健康，直到他們開始接受化學治療為止。

兩人的關係展開時，保持著做生意般的距離。在診間裡，胡特不太向布朗解釋科學層面的事情，而是說明有哪些選項、哪些替代方案，以及存活率為何。布朗對胡特直來直往的個性反應相當好，覺得這位不過分親切但科學化的年輕腫瘤專家讓他心安。

化學治療開始了。在柏林醫學大學醫院裡（也就是胡特幫布朗看診的地方），所有六十歲以下的血癌病患都會有幹細胞移植的選項。癌症病患常常能從移植中受益，因為化學治療雖然能夠殺死癌細胞，卻也會殺死健康的細胞。若是移植新的幹細胞，血液中就會注入一股新的免疫細胞。這裡移植的幹細胞，不是爭議不斷的胚胎幹細胞，而是造血幹細胞。這些幹細胞跟有爭議的胚胎幹細胞不同，無法形成身體裡所有的細胞，但是可以形成免疫系統裡的任何一種細胞。這些細胞大量存在於骨髓中，少量存在於血液裡。

幹細胞可以來自其他的捐贈者（常常是一位病患從來沒見過的陌生人），也可以從病患自己的身體裡濃縮再增生出來。在異體移植（即幹細胞來自他人）手術中，需要花時間為需要接受移植的病患與願意從骨髓中捐出幹細胞的人做基因配對。必須配對的基因就是ＨＬＡ，即華克在

HIV研究中所檢視的同一組基因。由於我們配對的是形成免疫系統的幹細胞，掌管免疫系統的HLA基因必須經過仔細的檢查，以確保捐贈者和接受者的HLA完全相符。醫院開始替布朗尋找可以配對成功的人選，但是布朗當然希望他不必接受幹細胞移植。他希望化學治療會有用，不久後就能回復正常的自己。

沒有人會想接受骨髓移植手術。這項手術相當危險。在進行移植之前，病人的身體需要進行燒灼治療以準備接受手術。這些藥物（像化學治療和放射治療）會在骨髓裡清出空間，等待接受移植物。之後，會從捐贈者體內取出幹細胞，有可能從髖骨中取出，或是從血液中濃縮出來；另外，也有可能從新生兒的臍帶血中取得，因為臍帶血蘊藏豐富的造血幹細胞。無論幹細胞來自什麼地方，它們會透過管子輸入病患的血液中，到達骨髓，在那裡建立起一套全新的免疫系統。移植的成功與否，端視捐贈者和接受者的基因配對有多接近。如果配對的情況不好，捐贈者的細胞會攻擊自己的新身體，後果往往非常嚴重，甚至有可能致命。

雖然胡特的人格保守拘謹，但他在研究上不會畏懼採用高風險的方法。他有一個想法，出自十年前他讀過的一篇論文。這篇一九九六年出版的論文，描述了Delta 32突變，以及這個突變能保護身體不受HIV感染。這篇論文是胡特實驗性療法的催化劑，但完全無法保證這確實可行。許多醫生根本不會想賭這一注。當一位有豐富經驗的病毒學家試著向胡特說明這為何行不通，胡特只是點了點頭，說他知道風險；他仍舊相信這會有用。現在，他必須說服院方。

柏林醫學大學醫院裡，從來沒有ＨＩＶ病患接受過骨髓移植。院方拒絕了這個請求；他們仍然遵守著一九八〇年代的規範，那時罹患愛滋病有如被宣判死刑。依照這套過時的邏輯來看，院方認為任何染上這種致命疾病的病患都不應接受昂貴的骨髓移植手術，因為這項手術只能讓生命延續短暫的時間而已。胡特不死心地繼續遊說，向院方提供案例研究，說明當今的ＨＩＶ病患經常會接受骨髓移植手術。他認為，用ＨＩＶ來拒絕癌症病患接受救命的療法，已經不再是一個合理的理由。

胡特身為布朗的醫生，這是他首次為了布朗的病情在柏林醫學大學醫院吵架，日後還會有更多次。畢竟，胡特提議的ＨＩＶ感染療法，是一種很極端的新方法。雖然布朗是胡特的第一位ＨＩＶ病患，打從胡特見到布朗那一刻起，胡特就已經在構思一套計畫，不只是治療布朗的癌症，最後更是根治了布朗的ＨＩＶ感染。

一如更早的霍洛維茲（他構思出新的方式，將癌症阻絕在細胞之外），胡特清楚地記得他是什麼時候受到啟發來解決這個問題：就是那個在醫學院圖書館的寒冬下午。ＨＩＶ利用細胞的方式有許多種，但是它若要進入人類細胞，只需要兩種東西：CD4 和 CCR5。因此，目標相當明確。

CCR5 是一種人類似乎不需要的基因，但ＨＩＶ絕對需要它。計畫相當簡單：去掉 CCR5。採用的機制也一樣簡單：幹細胞移植。布朗會接受化學治療和幹細胞移植，以抵抗他體內的癌症。他們眼前正好是絕佳的機會：移植的時候，不要隨便找一位捐贈者，而是找一位具有 Delta 32 突變的捐贈者。如此一來，幹細胞形成全新的免疫系統時，它們形成的會是T細胞表面不會表現 CCR5 的免疫系統。這樣的話，這些T細胞就能抵抗HIV，而且更好的是，病毒會殺死它們能進入的細胞，這樣會篩選出一套強而有力的免疫系統，能夠同時抵抗癌症和HIV。這是一個大膽卻精細的計畫，胡特熱切地相信這一定會成功。

柏林醫學大學醫院跟世界上許多醫院一樣，對年輕醫生來說是一個高度競爭的環境。他們知道，永久教職的缺額不多，只有那些進行醫藥治療和研究同樣出色的人，才能升任到這些人人都想要的職缺。

胡特感受到這個高壓環境的影響。他盡可能把這個計畫的細節保密，也盡可能讓布朗本人少到醫院，因為他知道那些跟他競爭的人，會想辦法快速制止一位年輕醫生提出這麼大膽的計畫。更糟的是，胡特還有一段相當長的時間，不讓他自己的長官知道布朗的案例。

正因如此，柏林醫學大學醫院的感染科醫生極力反對這件事，胡特一點都不意外。這些醫生認為，HIV可以藉由 CCR5 以外的受器進入T細胞，因此在布朗體內移植沒有 CCR5 受器的細胞，無法防止那些利用其他受器的HIV病毒株感染布朗。事實上，由於布朗從好幾十年前就已經是HIV帶原者，他體內很有可能蘊藏了不需要 CCR5 的病毒株；這些病毒株在感染後期比較常出現，沒人知道為什麼。

絕大多數的ＨＩＶ病毒株都是利用免疫細胞表面的 CCR5 受器來感染人類，但確實有少數的病毒會用另一種受器：CXCR4。利用 CXCR4 的病毒通常更容易引發疾病；他們會在病患體內加速病毒的進程，快速殺死Ｔ細胞，並迅速讓整個免疫系統受到大肆破壞。CXCR4 受器跟 CCR5 受器一樣，會影響細胞在體內移動的方式，但是跟 CCR5 不同的是，CXCR4 在生理上是一個非常重要的受器，攸關免疫系統如何從骨髓發育，並遷移到末稍血液中。天生沒有 CCR5 受器的人，可以擁有正常、健康的人生；但是，我們沒有任何缺少 CXCR4 卻能存活的案例。

這就是為什麼感染科醫生會質疑胡特提議治療布朗的方式。雖然去除 CCR5 一定可以控制住一部分的病毒，但布朗體內很可能有利用 CXCR4 的病毒，而這種病毒依舊能夠生長。事實上，這個方式有可能在布朗體內造成比移植之前更危險的ＨＩＶ感染。再說，這一切都建立在有辦法去除病患細胞表面的 CCR5 之上，而這又是前所未見的事。

相較之下，胡特沒有什麼研究案例可以支持他的理論。他指不出 CCR5 的喪失與抵抗ＨＩＶ相關的動物模式；他擔心，之所以沒有這樣的動物模式發表出來，是因為實驗都失敗了。

胡特的主要論點，依據的是十五年前發表的論文；但論點的核心並不是建立在某個模式或理論之上，而是建立在人的上面：在那些數以千計，缺乏 CCR5 基因，卻過著健康生活的人；以及在那些數以百計，缺乏 CCR5 基因，有辦法抵抗ＨＩＶ的人。胡特的研究並沒有關注那些缺乏 CCR5 基因，卻仍被利用 CXCR4 的病毒感染的人。

胡特認為，幹細胞移植是另一回事；他們有機會重設免疫系統，讓病毒演化的時程倒轉過來。他之所以這樣想，是因為布朗接受的不只有幹細胞移植，還有一套調理（燒灼）的療程，以確保他不會發生移植體抗宿主疾病。若要避免這個疾病，病患在接受移植之前要先服藥，以降低免疫系統的力量。在抑制免疫系統之外，這種調理的治療會在骨髓裡「清出空間」，殺掉細胞，來讓新的細胞增生。在化學治療加上調理治療後，胡特相信他們很可能可以「重設免疫系統的時間」，因為他們替換了這麼多的細胞，讓身體有全新的機會來對抗病毒。

他向醫院的移植主任提爾說明這個案例。胡特向他的長官隱匿這個案例好幾個月，害怕他的想法和病人都會被人搶走；但他知道，現在是揭露他計畫的時候。他坐在提爾位於一樓的辦公室裡，感到相當緊張。他望了望窗外，幾公尺外就是公園，路上都是病患和家屬，在外頭享受這涼爽的一天。他雖然資歷淺，沒什麼影響力，但比起年資，他的熱忱卻難有人出其右。雖然這項手術會非常昂貴，成功機率也不高，提爾總算同意了。他不確定胡特的計畫是否合理，當然也完全不覺得這有可能消滅ＨＩＶ，可是他就是想要一試。

找到合適的捐贈者會是一項挑戰。所有可能捐贈給布朗的人，都還要再進行一道篩選手續，定序他們的 CCR5 基因。只有那些具有突變 CCR5 基因（即 Delta 32 突變）的人，才會被認定是可能的捐贈者；這也讓可能的捐贈者人數大幅降低。這樣的實驗，在德國以外的地方都很難進行。跟美國不同的是，德國有一個骨髓捐贈者的大型資料庫。一九九一年時，德國的捐贈者登錄機構收到資助，來建立一套龐大的捐贈者資料庫。光在那一年內，捐贈者的數量就從兩千人左右增加到超過五萬人。如今，德國的ＺＫＲＤ資料庫是全世界同類型資料庫最大的一個，能存取全世界超過一千九百五十萬名病患的資料。透過這個資料庫，百分之七十五的病患會在三個月內找到配對的捐贈者；整體來說，有百分之九十的病患能找到配對的捐贈者。相較之下，美國只有百分之六十五的病患，一生之中有辦法透過全國的骨髓資料庫找到捐贈者。

在這樣大海撈突變基因的尋找過程中，德國還有另一項優勢：這個突變基因在歐洲出現的比例特別高。百分之十四的歐洲人在這個對偶基因上至少有一個突變；這個比例跟世界其他地方比起來，簡直高到畸形。另外，全體歐洲人有大約百分之一是CCR5對偶基因兩個都有突變。當對偶基因兩個都有突變時，身體就無法製造CCR5蛋白質，ＨＩＶ就只能被擋在門外，打不開鎖。

沒有人知道為何歐洲人的CCR5突變會這麼常見。CCR5的突變，大約是七百年前發生的單一突變事件。這算起來是個年輕的突變。相較之下，人類數一數二古老的突變，是八萬五千年前發生的，讓我們能夠正確地轉換植物脂肪酸。有些人認為，造成CCR5突變的是鼠疫大流行。中世紀造成大約一億人死亡的黑死病，是由鼠疫桿菌造成的。這種細菌會綁架巨噬細胞——一種會表現CCR5的免疫細胞。有些研究人員認為，這種細菌進入人體細胞的方式與ＨＩＶ類似，也是透過CCR5受器。不過，針對小鼠抵抗這種細菌的能力的研究，使用了擁有與缺乏CCR5受器的小鼠進行實驗，結果卻不認同前述的想法。鼠疫殺掉了歐洲三分之一的人口；從這麼大規模的死亡來看，如果一個小小的突變有辦法控制住細菌，我們可以合理推論，這個突變會造成很大的影響。其他的理論則是聚焦在天花病毒上；這個病毒進入人體細胞的機制目前仍屬未知。有些證據看起來像是天花病毒會利用 CCR5 來進入人類細胞。無論是因為鼠疫、天花，或什麼其他尚未辨識出來的推動力，具有 Delta 32 突變的人就具有生存優勢，而且這個優勢強烈到他們的子子孫孫的基因體裡也有這個突變，世世代代傳承下來。這個優勢幾世紀來都暗藏著，直到愛滋病大流行將之喚醒，讓這個突變的古老保護力跨越時間。

柏林醫學大學醫院的團隊從西歐尋找與布朗完全相配的抗ＨＩＶ捐贈者；此時，布朗覺得很幸運，因為他的生命中有盧卡斯。他根本不想要接受這個嚇人的幹細胞移植手術，也特別不想要自己一個人經歷這一切。

第十四章　恩慈療法例外

在耶森擁擠的候診室裡，韓恩坐在布朗附近。這兩人，這兩位柏林病患，那天下午都與耶森有約診。兩人彼此都不知道對方在醫學史上有多麼重要。此時是一九九六年，布朗被診斷出罹患癌症還是好幾年之後的事。兩人都是不久前才剛剛確診感染ＨＩＶ。兩人的年齡接近、體格相仿，人格也有共同點：不外向、有些敏感。他們甚至連彼此的名字都不知道。兩人坐在候診室，跟許多其他病人一樣，竭盡所能避免眼神交會。

此時距離耶森以羥基脲治療他的男友安德魯已經三年了。不過，這種藥依然是個謎；只有一些口耳相傳、未經證實的說法，說這種癌症藥對ＨＩＶ有用。耶森使用這種藥的經驗有限，但是結果是正面的：安德魯至少到目前為止還活著。在德國北方的小島暫居後，他們已經回來了；安德魯體內的病毒量已經減低，Ｔ細胞數量增加了，這些都是讓人受到鼓舞的證據，說明這樣的「介入」成功了。不過，ＡＺＴ能夠在短期內降低病毒、增加Ｔ細胞，但之後病毒會突變避過這種藥。這樣介入安德魯的治療所面臨的真正挑戰，是長期讓他活著。不過，安德魯與耶森的關係倒是沒有多長。他們回到柏林後，安德魯就跟耶森分手了，中斷了耶森開給他的極端新療程，並離開德國前往西班牙了。安德魯現今在世界各地到處跑，依然很健康，也常常跟醫生約會。我們永遠不會知道，這樣的創新療法對他的存活有什麼幫助。耶森心碎了，至今仍舊多少還在心碎中。

雖然如此，耶森相信羥基脲，並公開將這種藥開給一些挑選過的病患。這並不是大型的臨床試驗，而是小型試驗；這種試驗至今有時候還會在家庭醫生的診所裡出現。這個試驗的規模之所以小，有一部分是因為病人必須仔細挑選。他們必須剛剛受到感染，而且要非常有責任感；這種藥必須每天在固定的時間服用。耶森也需要花費不少心力追蹤這些病患，也必須確保這些病患約診時會出現。若他能跟服用這種藥物的病患建立起人際關係，這會非常有幫助。耶森對於這種藥能怎麼跟何大一等人提倡的「早而狠」策略合併深感興趣；這個策略是為了要擊潰病毒，並將之從身體裡消除掉。那時仍然沒有採用羥基脲的大型臨床試驗，但是對耶森來說，他直覺覺得這個策略有道理。他會在病毒還沒有機會深植於體內之前，利用這種強效的藥物來及早控制病毒。

耶森開立羥基脲給韓恩時相當謹慎。韓恩在感染初期就被診斷出來，是一位有責任感的學生，並且把耶森當成他的家庭醫生已經一年了。耶森覺得他能相信韓恩。至於韓恩倒是沒有對這種實驗性藥物有什麼想法。他沒有想要質疑它，對背後的科學也沒什麼興趣。他只知道，他染上可能會致命的疾病，必須服藥。他夢想成為「規則中的例外」，希望這種實驗性的療法能夠成功，他能成為第一個被治癒的人。

布朗第一次見到耶森時，他體內藏有HIV的時間遠比韓恩來得久。他一年前就已經被感染了，而且自己不知道。由於早期的症狀跟流行性感冒類似，被感染而不自知的情形很常發生。最近有一項研究發現，美國有百分之四十四的男同性戀HIV帶原者自己不知道已經受到感染。耶森沒有想開立羥基脲給布朗。畢竟，當病毒已經在體內站穩了，能將之清除掉的機率又有多少？布朗接受了另一套非常不一樣的抗病毒藥物，就離開了。他對於藥物沒什麼意見，但是他不喜歡耶森溫暖、和善的個性。

耶森的羥基脲試驗相當極端，而且與通常由醫院進行、有規範的臨床試驗也大為不同。在HIV不再被視為死刑後，HIV臨床試驗就改變了。這有點像是如果你快要渴死，你什麼都會喝，就連自己的尿也一樣；同理，早期的HIV試驗是非常絕望的孤注一擲。今日美國和西歐的HIV病患已經不再因口渴而瀕死了；他們能夠挑選治療方式，以及要參與哪些臨床試驗。今日的HIV臨床試驗通常會有忙碌的感染性疾病專家參與其中；他們必須讓所有參與治療的人都接受架構一模一樣的療程，以便將臨床試驗的統計數據力量最大化。耶森在醫藥上的策略非常不一樣：他將重點放在病患上，而不是醫藥上。

韓恩服用羥基脲的時候，想到了一九七〇年代他還小的時候，電視上看到的一個馬桶廣告。

廣告中，前景放了一大碗藍色的水。一粒像大型藥丸一樣的馬桶清潔劑放進藍色的碗裡，藍色的水有如魔術一般變得透明清澈。

韓恩每天早上服用羥基脲的時候，都想像看到這個廣告。他想像這種藥的作用就像馬桶清潔劑一樣，放進身體裡，就能魔術般地將病毒清光。這樣的想像畫面有安撫他的作用。他不單單相信科學，甚至搞不好不那麼相信科學。他相信服用藥物的神聖行為，讓藥物和正面想法清除他體內的ＨＩＶ。

第十五章　三種致命的疾病進場

在確診後的頭幾周，韓恩有如宗教信仰般地服用他的藥物，從來沒有漏吃過。為了確保他不會漏吃，他寫出一套非常繁複的行程，以驚人的細膩程度規畫好用餐和服藥時間。這個行程其中一個非常艱困的地方，是他在服藥之前不能進食。韓恩服用的藥物中，有一樣是惠妥滋（或稱DDI）。這種早期的HIV藥物是一個大型白色藥錠，觸碰的時候很容易碎掉。這種藥必須弄碎，放在水裡來服用。對韓恩來說，這個藥的味道難受極了，又甜又酸，還充斥著橘子般的人工味道。口服藥物被身體吸收的速度，比起（比方說）靜脈注射的藥物來得慢。惠妥滋的問題是，雖然這種藥很快就會被吸收，但真正到達需要的地方的比例卻不高。這稱為「生體可用率」，而惠妥滋的生體可用率特別低，只有百分之四十二會被身體正確吸收。相較之下，靜脈注射藥物的生體可用率是百分之百。若惠妥滋與食物服用，會再將生體可用率降低百分之二十五；因此，若要達到最高可能的濃度，惠妥滋必須空腹服用。

不幸的是，這表示韓恩必須錯過早餐，一直飢餓地等到早上十點的下課時間。他坐在學生餐廳裡，身邊圍繞著其他歷史系學生。在被確診之前，他在這個下課時間通常只會喝一杯咖啡，但現在他會狼吞虎嚥地吃下一整份早餐。他的飲食習慣改變這麼大，招來其他同學的疑問和嘲笑。但是，韓恩卻神祕地噤聲。他不可能告訴其他人改變背後的原因為何，而只是試圖不當一回事，但覺得被曝露又丟臉。

比這個要人命的行程更糟的，是這些藥物讓他一直覺得疲倦又噁心。噁心的感覺幾乎讓人難以承受，但更糟的是那種讓他覺得他跟其他人都不同的感覺。這是一種讓人孤獨的感覺，特別是韓恩在柏林沒什麼能夠談話的朋友。他沒有認識任何其他的ＨＩＶ帶原者。

這個用藥的療程首次中斷，是在八月的時候。他服用這些新的ＨＩＶ藥物才兩周多一點，就得到了副睪炎；這是睪丸後方管子的腫脹，會讓人痛苦不堪。韓恩痛到無法忍受，衝去醫院，但忘了帶他的抗ＨＩＶ藥物。他住進病房時，告訴那裡的醫生他的狀況，希望他們能給他那些他忘在家裡的藥物。

醫院裡的醫生感到很疑惑。他們不能理解，為什麼一位在ＨＩＶ感染這麼初期的人，要服用抗病毒藥物。他們從來沒聽說「早而狠」的策略，也不知道耶森偷襲韓恩體內病毒的計畫。更讓人不解的是，他們不懂為何韓恩要服用化學治療藥物（羥基脲是化學治療用藥）來治療ＨＩＶ。他們向韓恩說明了這一切，並且說韓恩的家庭醫生可能不太好。

韓恩在醫院裡待了七天，這段時間沒有服藥。有整整一周的時間，他不必檢查複雜的手寫行程表，看什麼時候該服哪種藥，什麼時候可以吃飯。不用服藥是一種解脫，但也是一種折磨。他擔心沒有服藥的話會死亡。出院以後，他很快地回復他的行程。服用這些讓他難受的藥物，反倒讓他覺得有種奇特的安撫之情。他再次練習了他的想像畫面。

那一年裡，韓恩診斷出患有ＨＩＶ、副睪炎和Ａ型肝炎。對於從來沒有生過病的韓恩來說，這一年是在醫院裡度過的一年：彷彿他正開始習慣ＨＩＶ藥物的時候，他就會被診斷患上其他的疾病、住進醫院，並且停止用藥。他診斷出罹患Ａ型肝炎，躺在柏林的病床上時，覺得無法承受這一切。而後，他又得知他的外婆過世了。

在他的外婆面前，韓恩一直覺得自己很特別，是所有表親中最受外婆喜愛的一位。韓恩小時候就深愛她；她是個堅強但慈祥的人。他長大後，兩人的親情只有更深，從許多方面來說，韓恩覺得她非常了解他，而且層次之高，讓他很難清楚說明。雖然韓恩從來沒告訴外婆他是同性戀，他覺得她一定知道。韓恩的妹妹溫柔地告訴他外婆的死訊，但他覺得他的世界正在崩潰。他抱住自己、低了頭，只發出一聲輕輕的哭泣聲，之後就沒有聲音了。一如他剛剛被診斷出感染ＨＩＶ時，他說不出話來；他根本找不到話可以說。他無法參加外婆的葬禮，必須待在醫院裡，身體飽受病毒和細菌的折磨，還失去他摯愛的外婆。他試圖告訴自己一切會變好，但他心裡感受不到任何的安撫或慰藉。這是他人生當中最糟的一年。

在此同時，韓恩體內的病毒正起起落落。他的身體開始反抗了。幾周之後，他的肝炎情況好轉，便出院了。

柏林很少下雪：那裡會下雨、會下冰雨、會飄下雪花，但這座城市很少會經歷貨真價實的暴風雪。不過，一九九六年十一月時，柏林遇上史上數一數二嚴重的暴風雪，整座城市埋在一公尺左右的雪下面。各地的交通都中斷，學校和公司紛紛提早關門，兒童在街上玩耍，高興可以放長假。

韓恩站在位於前東柏林的學生宿舍窗邊。他是柏林自由大學的學生，主修歷史。他的宿舍房間很小，雙人床緊靠在書桌邊，但這間房間全是他一個人的，甚至還有自己的衛浴。房間才剛剛翻修過，裡面有新油漆的味道。德國統一後，這裡本來都是非法居民；這些居民被趕走以後，韓恩是第一個住在這個房間裡的人。在將近十年的期間裡，各種形形色色的人都住過這間公寓，而且都沒有付房租；多年後的現在，地板全部重鋪了，牆壁也重新油漆過了。房間跟他體內的感覺一樣：乾淨、全新，而且病毒全都抹除了。

房間裡有一扇窗戶，形狀有些彆扭。那是一扇小窗，下緣只有到韓恩的胸部。他向外窺見夜空，看著雪花飄過窗外，落在下方的庭院。天色灰暗，夜空漸漸轉至晨曦，日曆也漸漸靠向一年中夜晚最長的一天。韓恩已經病了整整六個月了，經歷過無數個作嘔乾吐的早晨，飽受極度疲倦之苦，幾乎無法工作，而且還向朋友和同事隱藏了一個可怕的祕密。現在是數個月以來，他首次覺得像正常的自己的時候。

他靠在牆邊，拿起安放在窗戶窄框上的三瓶藥丸。藥瓶的標籤黏黏的，上面凝結了窗戶裡面的水汽。他在手中慢慢地轉動這些瓶子；又到了服藥的時間。

在可怕的頭幾個月後，韓恩開始比較放鬆了。他有時候會漏吃藥，每次都將之合理化，認為一定有個理由，認為犯錯是人性的一部分。他會告訴自己：「我非得趕上這次開會不可，沒有時間回家裡。」

但是，他漏吃藥以後，心裡又會緊張起來。他想要成功；據他所言，他想要成為「規則中的例外」。他想要被治癒，不想要看著他的家人和朋友受苦，只因他沒辦法服藥。這樣的懊悔每天都會升起，唯一將之壓下去的方式，似乎只有吞下手中握著的藥丸。可是，今天的感覺不一樣。他從窗戶中看見覆滿皚皚白雪的建築，看著底下寧靜的街道。外頭像是一個新的世界一般，整座城市被雪水洗滌過。

他內心的感覺，就跟窗外純白的雪一樣乾淨，彷彿他感受得到健康狀態油然而生，填補滿全身。他經歷過人生當中最困難的幾個月，全身被生理和心理的痛苦給吞噬了。但是，他現在站在窗邊，感受到他形容為「清晰的一刻」。他還沒準備好完全放掉這些藥；那會是一個月以後耶誕節的事。不過，這是關鍵的一刻、心靈的一刻。

他望出窗外，額頭輕輕地碰著冰冷的玻璃。許多跟他類似的病人，到了這個階段會準備要死去，但韓恩不會。他打開窗戶，讓冰冷的空氣流進來。雖然種種證據都顯示相反的情況，雖然之前停藥的時候他體內的病毒又起來了，他心裡知道，這一次病毒不會再回來。他讓藥瓶掉到地上，雙手緊緊地抱住自己，身體因不合理的期望而顫抖著。「我痊癒了。」他心裡這樣想。

第十六章 家人和陌生人的慰藉

布朗是十幾歲的青少年。他最好的朋友是莎曼莎；他跟這位女孩一起長大，也非常關心她。布朗知道，該到了他跟母親出櫃的時候了。莎曼莎不斷提醒他，這是一件非做不可的事，可是他似乎就是沒辦法鼓足勇氣。每次他決定要這麼做的時候，他就會突然沒有膽子。布朗從來就不是一位會跟別人起衝突的人；這根本不是他的個性。他母親的基督教信仰又讓這整件事更難處理。他知道，他母親一定會不高興，但他也知道，她非知道不可。他愛他的母親，無法忍受向她隱藏這麼根本的真相。於是，他寫了一封信給她。有些事情比較適合用書面上的文字說明；有些人跟一封信獨處時，比較能把話聽進去。

對布朗的母親來說，這封信讀起來不易。雖然她那時不可能知道，這只是第一封這樣的信而已；每當布朗有壞消息時，他都會寫信給她。比起當面跟她說，布朗覺得寫下來比較容易跟人分享。雖然他知道，有些話當面說比較好，但他很恐懼讓他母親失望的感覺。布朗的母親讀完這封信後，打了電話給她在愛達荷州的母親，也就是布朗的外婆。她非得把這個消息跟別人分享不可。十年後，布朗決定告訴母親他是HIV帶原者時，也是類似的模式。

布朗跟韓恩一樣，和外婆很親。跟韓恩一樣，布朗永遠不可能對著她直接承認他的性向，但是也跟韓恩一樣的是，她早就知道了。兩個人的關係裡，有一個不用言喻就能理解的基礎。兩人的外婆似乎都比兩人更了解布朗和韓恩自己。

韓恩準備當面向爸媽出櫃時，感到相當緊張。他此時十八歲，自己老早就知道了。韓恩的家庭跟布朗的非常不同：他與父母很親，也感受得到他們的愛與支持。他知道他們也許會有些擔憂，但他也知道他們會接納他。確實是如此：韓恩的父母聽到消息後幾秒鐘，就擁抱了他，沒有讓他擔心，或是讓他覺得自己是異類。

不過，十年後，當韓恩告訴他們他是HIV帶原者時，他們的反應就沒這麼平靜了。韓恩要告訴他們時，顯得很緊張。此時他已經知道一個月了，只有跟少數幾個朋友說過。他被診斷出來後，第一個想到的就是他的父母。他急切地想知道他們會怎麼看待他，他們的想法會不會改變，他們是否會以不一樣的眼光看待他。他回老家的三天期間，他一直等到最後一刻，才總算鼓足勇氣。他的母親聽到消息後便痛哭失聲，父親得攙扶她虛弱的身體。韓恩無法留下來看這個景象；他告訴他們之後不久就離開了，回到柏林的公寓裡。在這樣的壓力下，他與家人的關係受到折磨。他的父母擔心他們兒子的生命，因為他們覺得HIV是死刑。他們還擔憂其他的事：他們住在一個小鎮裡，不禁會想到鄰居會怎麼想，以及他們的社群會怎麼看待這個消息。不過，跟這些擔憂比起來，他們還是更愛自己的孩子；他們與韓恩的關係日後又好轉。

耶森的家庭很像韓恩的，兩邊都是小鎮上非常親密的家庭。耶森的父母很早就知道耶森是同性戀，所以當耶森向他們出櫃時，他們一點都不驚訝。事實上，他們的三位孩子（兩男一女）全都是同性戀。三位孩子都會離開小時成長的農場，被柏林這座城市吸引過去。讓人難以置信的是，三位孩子日後的工作，都與ＨＩＶ相關。

像耶森和韓恩這樣提供支持的家庭，會對出櫃同性戀人士的心理與生理健康造成非常大的影響。諸多以不同種族為背景的研究，都出現相同的結果：如果一個人的家庭不支持他的性向，這個人更有可能酗酒、使用違禁藥物，以及被憂鬱症所苦。相較之下，有父母支持的同性戀男子，性交時使用保險套的機率，以及定期接受ＨＩＶ篩檢的機率，是父母不支持的人士的三倍。就根本來說，這直覺上就讓人覺得合理。我們的父母塑造了我們怎麼視自己為成年人。因此，如果在揭露自己的性向時，我們的父母不支持我們，我們的自尊心會受到打擊，也就比較沒有理由好好照顧自己。這也許是為什麼同性戀與雙性戀成年人士的自殺率，比起異性戀人士的高出八．四倍之多。對青少年來說，出櫃是生命中非常不安穩的時刻。當今多到有如爆炸般的新研究，檢視了父母認同對同性戀與雙性戀子女的健康有何等重大的影響；我們只能希望，這些研究會影響未來世代的行為。

布朗在被診斷出感染HIV後，行為模式突然轉變了。他發覺，約會的對象區分為被病毒感染的，以及沒有被感染的人，彷彿有兩個男同志群體：被宣判死刑的，以及可以自由活著的，而他自己屬於第一個群體。這個群體的約會行為有所不同。他們在擁擠的酒吧裡可以辨識出彼此，只要看卡波西肉瘤留下的傷疤，以及下陷的雙頰（這是愛滋病虛耗體力的典型症狀）。就算一個被病毒感染的人正常地吃喝（很多人根本沒辦法），腹瀉、嘔吐和體力虛弱皆會造成肌肉逐漸消耗。這種症狀稱為「惡病體質」，並非愛滋病患所獨有：癌症末期的病患也會飽受惡病體質所苦，就算吃得再怎麼多，還是會變得愈來愈虛弱。

以HIV來說，這個模式比較複雜。感染病毒的人常常會有脂肪重新分配的問題。脂肪移位是體內脂肪重新分配，常常會發生在臉部的脂肪上，因而造成凹陷的臉頰。讓人不解的是，我們不太清楚這到底是怎麼發生的；有服用抗病毒藥物的人，好像比較多有這樣的症狀。目前的想法是，抵抗病毒所採用的療法，也有可能會破壞細胞的粒線體。粒線體是細胞的「能量模組」，是細胞內微小的胞器，會輸出細胞運作所需的絕大多數能量。消滅病毒的治療方法，似乎也會影響脂肪細胞的粒線體，特別是臉部的脂肪細胞。少了粒線體，這些細胞就會死去，讓臉頰看起來空洞、凹陷。雖然這樣的症狀並不危險，但是有這個症狀的HIV帶原者會發覺自己受到歧視；畢竟，病毒的印記就在臉上，是大家都看得到的地方。如今，我們有辦法找到新的藥物組合，比較不容易造成脂肪移位，但這不一定有效，因為凹陷的臉頰不全然與藥物治療有關。有些人轉而尋求能掩飾凹陷臉頰的植入手術，甚至還有協助病患的計畫能提供這些植入物，讓貧困的病患不必與HIV明顯的印記共存。

不過，在一九九六年，也就是布朗得知他感染HIV之後，這些先進的發展都還沒發明，要辨識出有HIV的人非常容易。在約會的時候，布朗發覺自己在尋找凹陷的臉頰，也會特別去尋找具有卡波西肉瘤所留下紅、紫疤痕的男子。對布朗而言，他尋找這些標記，視它們為他新群體的標誌。他想要負責任，不想要感染任何其他人，所以他上酒吧時只會尋求同樣有HIV的人。這對他來說是一種新的隔離方法，讓他覺得好像失去了一部分的身分認同。他不再是以前那位喜愛社交的派對常客，而是悶坐在酒吧裡，尋找他能互相認同的人。

有一天晚上，他去了柏林的一間酒吧，就在耶森的診所隔一條街。從街道上看起來，這間酒吧跟其他的沒什麼不同；不過，在後面有一個只能用爬行進去的地方，通往第二個永遠不見天日的第二個酒吧。這種酒吧稱作暗室，因為這裡面沒有任何自然或人造燈光。布朗有一天晚上挑了這間酒吧，沉醉在隱匿無名的狀態中。在這裡，他不必擔心他看起來怎樣，或是別人看起來怎樣；他可以只管自己的感覺。這種地方不是讓人尋找心靈伴侶的地方；暗室酒吧裡只有兩個字：性愛。在清晨時分，他碰到對面一位年輕男子的臉。他知道自己去那裡是要找什麼；雖然如此，他還是想說說話。於是，他真的就開始說話。他坐在暗室酒吧裡，向一位不認識的人說話。他心裡的感覺好像直接從口中流露出來；布朗很少有這樣的經驗。隱形讓人覺得放心，是一劑強藥，讓他吐露一些他自己都很少向自己坦承的事。他那晚離開的時候，身邊不只是一位一夜情的對象，更是他最親密的朋友、他的心靈伴侶、他一生的至愛。他此時還不知道，但是在多年後的某一天，正當他人生中最為重挫的時候，那晚他擁抱的男人會站在他身旁。盧卡斯會成為他生命的一切，他的治療的重要一部分，以及他從HIV釋放出來的一部分。但是，這一切都還是多年之後。

第十七章 抓對時機

已經快要耶誕節了。韓恩回到德國鄉下，那個他長大的小鎮。他很高興可以回家見到家人。在他們家中，耶誕節一直是一個很特別的日子。他住在車程數小時遠的柏林，很想念跟他很親近的父母和妹妹。韓恩的母親用一個溫柔的擁抱來迎接他；她很擔心這位僅有的兒子，因為他身上有個致命的疾病。

韓恩回到家中，發現房子的裝飾就跟他小時候回憶的親切模樣相同。他的母親早在數周前就開始烤東西，讓家裡滿是餅乾和點心。花環蜿蜒繞在整間房子裡，屋內處處是燈火柔和的光線。耶誕夜那天，他們把一棵大的杉樹裝上滿滿的燈光和飾品，讓整間屋子都是長青樹的芬芳。那天，他們吃了香腸和馬鈴薯沙拉，這跟第二天的盛宴比起來只是簡單的菜餚。耶誕節那天，他們吃了一隻很大的火雞；整個家族都回到韓恩父母的家，家中處處是美味佳餚。一整年以來，韓恩都想著耶誕節那天會吃的青菜沙拉。沙拉的萵苣是韓恩的叔叔親自種的，整盤沙拉是他從他的農場新鮮採收帶過來的。「沙拉當然可以用買的，但這樣就沒那麼特別了。」韓恩如此說，回憶著這項傳統讓人覺得格外珍貴。

他那天放假坐在家中，覺得自己不一樣、更有自信。在十一月那個下雪天，他覺得自己已經乾淨、純潔，病毒已經被洗淨，但他沒有勇氣停止服藥。他還是斷斷續續地吃藥，不太確定自己該怎麼做。放假返鄉前，他再去拿了一次抗病毒藥物；現在，這些藥就在他兒時長大的房子裡，似乎在挑戰著他的內在。他想，如果他真的相信自己已經沒有病毒了，那麼他可以完全中斷，完全擺脫藥物。

韓恩是一個內向的男生，通常會完完全全遵照醫囑，但他現在已經發展出全新的自信了。他已經準備好違抗耶森的處方，即使他完全相信他的醫生也是如此。

決定停藥的最後一刻，是在耶誕節過後的幾天。韓恩站在老家自己房間的門口；他的母親經過，不經意地問他用藥情況。韓恩靠在木頭門框上，只是簡單地說：「我無法繼續下去。」他沒再多說什麼；他無法讓自己告訴母親，他所感受到的強烈復原力量。雖然他母親覺得擔憂，她還是相信她的兒子可以自行做出決定。韓恩只有說一句話，可是不知怎麼一回事，說出來就讓這件事感覺是真的。他覺得必須信守他對母親說的這句話；這讓他更堅決地做出最後的決定。從那天以後，他不再煩惱行程，不再管何時該服藥。他自由了。他不會再服用抗病毒藥物。當韓恩想著新獲得的自由時，在遙遠的地方外，耶森站在柏林的診所裡。診所在耶誕節沒有關門，耶森正在工作。

在一九九六年末，耶森緊張兮兮地打電話給利斯維茲。他認識利斯維茲只有短短幾年的時間，但兩人已經成為很好的朋友。耶森是在加洛位於美國國立衛生研究院的實驗室受訓時認識利斯維茲的，而利斯維茲也喜歡跟耶森聊德國的事；她在哥廷根的普朗克學會拿到博士學位，而後加入加洛的實驗室擔任博士後研究員。在一九九〇年代，加洛的實驗室是所有對病毒有興趣的年輕科學家都想待的地方。利斯維茲回憶那裡活躍的動能，說那裡「有可能是全世界最大的實驗室」。

利斯維茲走在時代遙遠的前方；此時她已經對用基因療法治療HIV深感興趣。她從基礎細胞生物學發想出一個聰明的點子。基因在細胞裡是透過小片段單股的RNA來表現，這稱為訊息RNA。之所以稱為「訊息」，是因為它將DNA複製細胞的藍圖，從細胞核載送到製造工廠裡；訊息在工廠中指示細胞所需的蛋白質。利斯維茲的想法，是製造出小片段DNA，與HIV用來指揮它的基因的訊息RNA互補。這些小片段DNA可以與病毒RNA結合，因而阻止病毒自我複製。這些能阻止基因的小片段DNA，稱為反義寡核苷酸。利斯維茲的結果在細胞培養階段看起來很棒，於是這項計畫很快就進行到臨床實驗。

在短短六個月內，利斯維茲從默默進行一項她知道加洛不會同意的小計畫，變成被任命為抗病毒小組的組長。她在這個職位上接觸到的人更多，影響力也更大。利斯維茲能夠進行成功的研究，又能募到資金。等到一九九四年，離開國立衛生研究院的時間看起來到了，於是她與加洛實驗室的同事羅利成立了一個非營利公司，叫作基因與人類治療研究院。

在這一串改變之中，利斯維茲與耶森一直是好友。耶森在一九九三年急切想替安德魯尋找一種實驗療法時，利斯維茲伸出援手，提供了一種當時還沒有人用來治療ＨＩＶ的藥。當耶森決定要在他的診所進行這種藥物的小型試驗時，利斯維茲相當興奮。耶森的診所是進行這個試驗最好的地方。他的診所很特別，因為有大量的病患是剛剛感染ＨＩＶ就被診斷出來，而且至今依然如此。由於耶森的病患相信他，他們會很早就向他坦白他們所擔憂的事以及可能的風險。以臨床試驗來說，這可以說是接近完美的情況；事實上，利斯維茲說，在那個時候「世界上沒有其他人有可能進行這樣的試驗」。

耶森不只有正好適合的病患；他還對及早介入治療ＨＩＶ深感興趣，這是受到他自己與安德魯的經驗所啟發。在短短幾個月內，耶森就找來十三到十四位病患；這些病患都是他親自挑選過，以確保每個人都是在剛剛感染後不久就開始服用實驗藥物羥基脲，而且每個人都有依照規定按時服藥的責任感。由於試驗的病患人數很少，每一位都對試驗非常重要。這就是為什麼耶森在十二月底打電話給利斯維茲時那麼緊張。有一位病患出了問題：韓恩。

耶森重複了韓恩告訴他的話。在耶誕節假期期間，他決定他不會再服用這個藥物了。韓恩在耶誕節過後回到柏林，把仍然裝滿藥丸的瓶子放在耶森的桌上，將抵抗ＨＩＶ的武器繳了回去。利斯維茲很不高興，大叫：「他不能這樣做！」病毒不可能在六個月內就從韓恩的體內被消滅。

再說，這六個月也是斷斷續續的；他早就被迫中斷用藥數次，這使得病毒在他體內回復了。耶森同意利斯維茲說的每一句話，並且告訴她，他已經試圖說服過韓恩，可是沒有用。

耶森從來不會對他的病患施壓。他相信他最多只能提供建議；病患接下來想怎麼做，必須由病患決定。他跟韓恩談話的時候，對韓恩的果決感到驚訝。韓恩是個內向、有禮貌的人，一開始也完全遵照耶森的指示。耶森看到韓恩這麼堅定地決定中止治療，這讓耶森開始思考自己的立場。他可以請求韓恩重新開始接受治療，甚至可以說明不接受治療有什麼危險，但是他不會向韓恩施壓，而是靜靜地請他持續回診。他解釋，他們必須持續檢測病毒，這樣萬一病毒開始回來，他們就能重新開始治療。韓恩同意了，但他直覺知道病毒已經沒了。他不擔心耶森的警語；畢竟，這些藥物已經發生作用了（至少在他心裡是這樣想的），而他只受一點點責備就能離開診所，也讓他覺得滿意。

利斯維茲相當尊崇耶森；耶森是一位傑出的醫生。她知道，耶森永遠會把當醫生擺第一、科學研究擺第二。所以，她表達了她的失望，兩人便繼續下去，替其他的病患擬訂新的計畫。

第十八章　移植

在一九九六年，布朗不可能像韓恩那樣決定中止治療。那一年，他從ＡＺＴ轉而服用另一種藥物：立妥威。這種藥讓他覺得一樣糟糕，但他對於能夠服用新的東西感到高興。他感到高興，甚至有點興奮，可是完全沒有病毒從他體內消失的感覺。最後，到了二〇〇七年，布朗會有他自己的耶誕節時刻，影響力就跟韓恩的一樣重大。不過，這不會在柏林發生，而是在愛達荷州；另外，這一刻也沒有那麼愉快。

布朗喜歡住在柏林，但他想念他的家人。每年耶誕假期，他都會想辦法回家。二〇〇七年，他特別想趕回家。他的外婆得了肺炎；由於他和外婆非常親近，他非常擔心她。飛回家的長途班機，讓他有足夠的時間反思他那年稍早被診斷出來的血癌。他身為ＨＩＶ帶原者一事，已經成為他人生中的常態，塑造了他的身分、他的人際關係，甚至是他的工作。現在，又多了一樣……。剛開始，他很難接受自己得了癌症，更別提去想治療與治療的風險。不過，在今年耶誕假期，他已經獲得緩解了；他擊退了癌症。他很感激骨髓移植這個高風險的手術進行得很順利。

韓恩洋溢著健康的氣息，打從根本覺得身體狀況很好，但布朗卻覺得疲憊、病態。他記不太起來，曾經在哪時沒有這樣的感覺：是兩年前嗎？還是三年前？

在骨髓移植治療血癌之後，他的精神好轉了。他回去上班，也回到健身房運動，甚至還跟以前一樣，跟可愛的異性戀男子嬉戲。他開始覺得回到以前的自己了。但是，幾個月下來，這種健康的感覺卻漸漸消退，最近他又苦於其他隨機出現的疾病。他回愛達荷州之前，得了桿菌性痢疾，還感染了諾羅病毒。

除此之外，他的愛情也在崩解之中。盧卡斯想跟其他男人約會，甚至已經開始這樣做了。這對布朗來說是很大的打擊，因為他深愛他的男友，而且看著盧卡斯在他接受血癌治療期間陪在他身邊，他對盧卡斯只有用情更深。布朗沒辦法放下這一切。他們把彼此間的關係放在一邊：吊在懸崖邊，快要放手的狀態。

布朗小時候的回憶，充滿著耶誕節期間跟母親從華盛頓州回愛達荷州的記憶。即使他已經成年了，他還是保持這個快樂的傳統，就算住在幾千公里以外的地方，也會想辦法回家。今年耶誕節，他還帶了盧卡斯的姪女蘇菲；她對於能到美國玩很興奮。雖然盧卡斯不在他身邊，布朗覺得有盧卡斯的家人陪伴，心裡比較安定。

愛達荷州的家族聚會相當龐大，整間房子都是叔叔、阿姨和表親。布朗很高興可以回家，試著忘掉自己日漸崩壞的身體。他不想讓他漸漸增加的疾病毀了這個耶誕假期。他心想「我一定又得了肺炎了」，對於持續的病態感到煩悶。布朗的母親擔心她生病的兒子，帶了他去看醫生。護士替他抽血，醫生告訴布朗他所想到的事：他確實得了肺炎。這個診斷反倒讓他心安：由於他最近才接受癌症治療，他知道後果有可能還要更糟。

這個恐懼在第二天驗血報告出來後，會變得更具體。報告的消息讓他崩潰了：癌症回來了。布朗知道這代表什麼：他得再經歷一回合的化學治療，或是有可能還要再接受一次骨髓移植。光是想到又要重新來一次這些折磨人的手術，就已經是一記重擊。他只有默默地跟家族中堅強的女性，他的外婆一人講這件事，心裡知道這個消息總有辦法逐漸流向家中其他人。他心裡想：「一切又要開始了。」耶誕節靜靜地來了，又靜靜地走了。

在布朗體內，有些癌細胞躲過了不到一年前進行的放射線和骨髓移植治療。現在，這些癌細胞又不受控制，再次增長。如果化學治療沒辦法消滅所有的癌細胞，癌症就會復發。布朗患上的癌症是急性骨髓性白血病（ＡＭＬ），會在骨髓裡迅速長出畸形的白血球細胞。癌症讓身體出現大量不成熟的白血球細胞，這些過剩的細胞稱為芽細胞。以骨髓移植治療ＡＭＬ，通常都能成功讓癌症獲得緩解。布朗很害怕：癌症復發這件事，是個很糟的徵兆。

布朗回到柏林時，既悲傷又孤獨，而且他現在也感受到胡特和其他醫生的態度轉變了。雖然他在愛達荷州進行的血液檢測是個讓人擔憂的徵兆，不正常的芽細胞數量顯示他的血癌復發，但是正式的診斷必須要他進行骨髓穿刺手術後才能確認。這個手術的作法是將一根針放進骨頭裡面，取出骨髓中少量的液體和細胞。

胡特看到骨髓穿刺的樣本後，發現裡面充滿芽細胞，確切診斷血癌已經復發了，而且更糟的是，血癌還變本加厲：芽細胞現在不僅出現在布朗的骨髓裡，還出現在淋巴結中。第一次幹細胞移植讓人有股激動之情，胡特也滿是樂觀的期望，完全相信他們能夠讓布朗痊癒。不過，隨著他的血癌復發，大家的心情都變了。在首次移植之前，布朗活五年的機率有百分之二十五，但現在隨著病情加重，這個機率只剩不到百分之十一。胡特坐在柏林的一間小咖啡廳裡，回想那個可怕的時刻，臉色都變得沉重了。他說，那有如「被宣判死刑」。

從胡特的觀點來看，這個命運的轉折也讓他備感痛苦。第一次幹細胞移植手術之後，他為布朗能如此快速地復原並重返正常的生活感到高興，對於從天生能抵抗ＨＩＶ的捐贈者移植骨髓的效果更感到吃驚。他們發現僅僅在移植兩個月後，布朗體內的每個可辨識細胞都表達了 Delta 32 突變，這個突變阻絕了ＨＩＶ。此外，不可置信地，在布朗的幹細胞移植手術之後，他體內的病毒消失了，而且重要的是，病毒沒有再回來。特別令人印象深刻的是，因為布朗在移植之前，體內的病毒量非常高：每毫升的血液有十億個病毒。一毫升是非常小的容積；差不多要五毫升才能填滿一茶匙。多數的ＨＩＶ病患血液中並沒有如此極端高量的病毒，因為他們有服用能控制病毒量的抗病毒藥物。但布朗在診斷出血癌之後，基於伴隨化療而生的毒性併發症，他必須停止服藥。一旦他停止服藥，病毒就會不受控地生長，複製出極高的量。但幹細胞移植之後，卻偵測不到病毒了。病毒量從每毫升十億個，下降到什麼也不剩。

那時布朗尚未重新開始抗病毒治療，這使得他的病毒消失這件事更令人驚訝。他的免疫系統在沒有外援之下抑制了病毒。他的T細胞數量也一樣，雖然仍在起起伏伏，但狀況似乎愈來愈好。胡特知道現在慶祝還太早，還有很多問題可能會發生，但是他無法克制住興奮。這些關鍵的臨床參數很顯著，而且前所未聞。

布朗早就從先前的經驗得知，如果他停止服藥，就會像大多數感染HIV的人一樣，體內的病毒量又升高，然後他的T細胞會被殺光。從天生能抵抗HIV者身上移植幹細胞能夠改變這個趨勢，就算治療最終沒有治癒疾病，這件事仍具有革命性。胡特向他在柏林醫學大學醫院的同事證明，他們可能將病患的基因型轉為與天生能抵抗HIV者的基因型相似。這個療法讓體內的病毒直直下降到無法偵測的程度，並開始提升T細胞的數量。他無法證明更具侵略性的HIV病毒株（利用 CXCR4 感染的病毒）不會入住並占領布朗的身體。Delta 32 突變沒辦法保護布朗對抗這種狀況，布朗體內會發生什麼事，胡特只能等著瞧。雖然感染性疾病專家警告他，利用CXCR4 感染的病毒株將會掌控一切，但胡特身為一名幾乎沒有研究經驗的腫瘤學家，深信這種情況不會發生。對一個之前從未治療過HIV病患的醫生來說，這是一個大膽的行徑。不像感染性疾病專家的做法，胡特沒有打算徵召大批病患來進行大型臨床試驗。像耶森一樣，他純粹認為替個人量身打造治療方法會是個機會。

但任誰都心知肚明，布朗新獲得的抵抗ＨＩＶ能力並沒有辦法讓他倖免於癌症，胡特也不例外。布朗也許能打倒血液中的ＨＩＶ，卻無法阻絕癌細胞。這是最殘忍的諷刺。

布朗在耶誕節時癌症復發，兩個月後，他接受了第二次幹細胞移植。這次移植被視為一個分野；腫瘤學家針對他是否該接受二次移植分為兩派。他接受化療或二次幹細胞移植的生存機率約莫相同，都是百分之十一。就像第一次移植一樣，第二次移植也是要在找回同一名對ＨＩＶ有抵抗力的捐贈者來捐贈，與讓布朗準備好接受移植之間取得平衡。移植前五天，布朗進入醫院開始調理療程，這是一種要吃好多不同的藥來壓制免疫系統的療程。給藥的種類因醫生和醫院而異，但概念就是要抑制免疫系統，這樣病患和捐贈者的細胞才不會互相攻擊。

除了藥以外，布朗接受了一次全身放射性治療。通常這個治療會在病患接受幹細胞移植之前進行，是為了清除所有癌細胞，並幫助抑制免疫系統。

這一切讓布朗感到既厭惡又疲倦。幹細胞移植前幾天，同一個匿名的捐贈者也開始服藥。這些藥與布朗吃的藥相反，作用在刺激捐贈者的骨髓製造更多細胞。他在家自行服藥，為重要的一天做準備。他不認識布朗，更不知道他是治療ＨＩＶ全新計畫的一部分，但他知道他在拯救某個人的生命，而且是第二次。

第二次幹細胞移植之後，布朗的復原狀況很不一樣。不像他第一次移植後復原地又快又好，他的健康狀態劇烈惡化。他有嚴重的失憶症，也無法移動雙腳。好像哪裡出了嚴重的毛病，卻沒人知道怎麼一回事。他們做了電腦斷層掃描，看看布朗是否有手術造成的內部傷害，導致他奇怪的神經性症狀，但是結果是正常的。他們從這些額外的測試中發現了快速分裂的細胞，那是血癌復發的確徵。

胡特回憶那時候，他相信布朗的存活率是零。他硬著頭皮去向布朗的家人和朋友解釋狀況，他判斷布朗只能再活一周。

這段期間，布朗精神變得錯亂。醫生將他的組織樣本與幹細胞捐贈者的組織樣本做更進一步的分析，出現一個令人震驚的轉折。胡特和柏林醫學大學醫院的腫瘤學家發現那些讓布朗被診斷出血癌復發的分裂細胞，竟然是來自這個匿名捐贈者。他們吃驚地發現這名因其天生能抵抗ＨＩＶ而特別被選中的捐贈者，事實上體內具有之前沒有被診斷出來的癌細胞。對這位捐贈者來說，這是個令人不安的消息，但諷刺的是，這對布朗來說卻是好事。不像ＨＩＶ，血癌不會傳染，它不會由捐贈者傳給接受者，布朗的血癌沒有復發。但即使血癌沒有復發，布朗也沒有好轉，若真要說的話，他的狀況正在惡化。

情況變得更難以理解。布朗出現一連串奇怪的神經性和生理性症狀，與骨髓移植的副作用並不符合，而醫生找不到原因。他們對布朗進行任何想得到的測試：ＨＩＶ、其他病毒、細菌、真菌，沒有任何一項符合。於是他們想出一些複雜的理論來解釋：或許是幾十年來的ＨＩＶ感染導致腦部受損，然後突然間受損加速了？又或許是全身性放射治療後意想不到的副作用？當他們爭論不休時，布朗在病床上變得更加虛弱了。為了要弄清真相，並希望挽救布朗的生命，柏林醫學大學醫院的醫生決定對他的淋巴結和腦組織進行切片。這是另一項手術，完全針對他的腦部。

他們發現，在骨髓移植後進行的那次較早的腦部切片時，一次對腦周黏膜的意外撕裂將大腦這敏感的組織暴露在空氣中，並導致腦脊髓液漏到他的體內。布朗奇怪的神經性症狀，百分之九十是這次撕裂造成的。他們馬上進行手術來修補布朗腦部的撕裂傷。

二〇〇八年底，布朗早已精疲力竭了。他已經接受第二次幹細胞移植，得知他的血癌復發、他會死，然後大家又告訴他這一切都只是個誤判。因為腦部的撕裂傷，他有一連串難解的症狀，然後接受了三次腦部手術。經歷了這一切，布朗不再是他自己了；他被放在柏林醫學大學醫院隔壁的重度腦部受損中心裡，他臥床，無止盡地看著電視。他已經分崩離析了。他無法區分左右腳；他拄著拐杖時能走一點路，但走不遠；他的視力模糊。他不過是之前那個生氣蓬勃的自己的陰影。對布朗周遭的所有人來說，他不會活太久了。整個過程中，盧卡斯照顧著他的前男友，換作其他人恐怕早已離他而去。布朗愈來愈虛弱，他的母親之前是在年間斷斷續續地來看他，但現在她則是能待多久就待多久。總是貼心的盧卡斯，讓她住在他之前與布朗同居的公寓裡。某個天氣陰沉的日子，盧卡斯接到了他一直以來害怕的電話。醫生告訴他：「就這樣了，布朗活不久了。」盧卡斯開始啜泣。他含著淚，告訴布朗的母親這個消息。她冷靜地回答：「我想這是上帝的旨意。」她是個虔誠的女人，相信布朗的生命掌握在上帝手中。聽到這些話，布朗很受傷，盧卡斯則一直感到憤慨。

無論如何，其他人很快地會說，上帝正對布朗微笑著。他的命運即將要改變了。

第十九章　「我們可能已經消滅ＨＩＶ了」

韓恩已經斷了抗病毒藥物幾乎一年了。現在德國是十月，正值來自世界各地的遊客前來參加慕尼黑啤酒節的時刻。柏林的街道被慶祝活動占滿。這一頭，韓恩卻感到緊張。已經有幾個月了，他一直去驗血，但今天他們要插一根針到他的淋巴結裡，看看ＨＩＶ有沒有藏在那裡。

對耶森來說，最後這幾個月感覺太不真實了。韓恩一直準時回診，規律地回來抽血。韓恩說他覺得自己是健康的，他確定ＨＩＶ已經從他體內消失。這似乎是真的。除非他們用夠敏感的ＰＣＲ檢測，才在他的血液裡偵測到微乎其微的五百個病毒量，除此之外，幾乎偵測不到病毒了。

還有其他徵兆顯示韓恩已經戰勝了ＨＩＶ。在健康的人體內，指揮T細胞和突擊T細胞幾乎是一樣多的，比例是一比一。健康的人的指揮T細胞數量比例會在一到四之間，愛滋病患則會險降到低於零點五。這麼低的比例意味著免疫系統出問題了。隨著指揮T細胞逐漸減少，免疫系統甚至無法辨識哪些細胞感染ＨＩＶ，更不用說瞄準它們再消滅。醫生通常以指揮T細胞和突擊T

細胞的比例來評估ＨＩＶ病患的健康狀況。

韓恩在一九九六年六月開始治療的第一天，他的指揮T細胞和突擊T細胞的比例是零點五二。他在感染初期有這麼低的比例，顯示那時他的免疫系統已經在掙扎。令人驚訝的是，即使他提早停止治療，這個比例仍緩慢上升。他第一次開始治療的兩年後，也是他停止治療一年半後，他的比例是零點八七，完全落在未受ＨＩＶ感染的健康的人之正常範圍內。和增加的比例一樣，單單是指揮T細胞的數量在這段時間內也增加到比原本兩倍還多的量。

同時，在韓恩血液內的初始T細胞數量也從低量的百分之二十四回到正常的百分之四十九。初始T細胞是還在訓練的軍官，剛從胸腺裡成熟，開始在人體內巡邏，搜尋入侵者。初始T細胞和記憶T細胞相反，記憶T細胞正面迎接入侵者，並且將之記憶下來。這些記憶細胞接受作戰教育，因此「活化」，這代表它們隨時準備好與免疫系統的其他細胞一起計畫進攻。韓恩的身體取回初始T細胞庫，顯示病毒不再掌控他的免疫系統，這是令人樂見的徵兆。

耶森打電話給利斯維茲，告訴她韓恩停止治療數個月後，他的體內仍然偵測不到病毒。一開始她不相信他的話，她覺得一定是哪裡出錯了。最後，隨著耶森一通又一通態度堅定的電話，利斯維茲飛去了德國。她看著耶森的數據，依舊覺得不可置信。他給她看的東西根本不可能發生。

然後，略帶遲疑地，她大聲說：「我們可能已經消滅這個病患體內的ＨＩＶ了。」

耶森和利斯維茲都知道，如果他們要證明這名病患的ＨＩＶ真的被清除了，他們需要重量級的夥伴。他們需要ＨＩＶ界的大人物，這樣的人有方法和特權向世界證明有一位病患已經被治癒。利斯維茲第一通電話就打給西里西安諾。他是約翰霍普金斯大學醫學院的醫學博士，曾於一九九七年在《科學》發表了一篇具高度影響力的論文。那時他與同事一起發展出一項偵測休眠Ｔ細胞內ＨＩＶ的方法。休眠Ｔ細胞就像它們的名字一樣，不同於其他Ｔ細胞，它們並不活躍。血液內大約有百分之九十五的Ｔ細胞都在休眠，等待外來者到來，促使它們開始行動。

因為ＨＩＶ喜歡躲在休眠Ｔ細胞裡，測量這些細胞內的病毒量對評估ＨＩＶ療法的效力來說是一項重要的測試，這是因為清除血液裡的病毒不足以治癒一個人的ＨＩＶ。這個事實在一九九〇年代中期，當新的抗病毒藥物被證實出奇有效時，變得更確切無誤。許多病患在服藥的數個月內，血液內高量的ＨＩＶ消失得無影無蹤。科學家希望這些藥足以將體內的病毒一掃而空，這樣病患就不用終生服藥了。西里西安諾在一九九七年的論文打碎了這些希望，他的研究顯示：即使抗病毒療法將血液內的ＨＩＶ降至難以偵測的程度，病毒仍然躲在休眠Ｔ細胞裡。這些細胞是完美的藏身點，因為它們可以蟄伏數年，甚至數十年，免疫系統偵測不到，而抗病毒療法也無法觸及。病毒穩穩地安插在我們的ＤＮＡ裡，等待時機；當治療停止，它可以再一次掌控免疫系統。西里西安諾的論文證明躲在休眠Ｔ細胞裡的病毒量減少的比例與一個人接受的治療並不合，所以接受抗病毒療法的時間長短一點也不重要，抗病毒療法永遠不會將病毒完全消滅，至少憑它自己是不可能的。

顯而易見地，這份報告正是耶森和利斯維茲需要的，用來證明他們的病患不一樣：他接受的特殊療法已經將他的病毒清除了。西里西安諾從沒有一個他無法在體內偵測到病毒的HIV病患，這會是個終極挑戰。耶森將韓恩半公升的血液，大約是一品脫牛奶的量，寄到西里西安諾在巴爾提摩的實驗室，然後提心吊膽地等待著。

西里西安諾的團隊發現了前所未有的事。他們在韓恩的血液裡偵測不到任何病毒，他的血液就像從沒感染過的人的血液一樣。當然每個人都知道實驗必須要重複數次，而這只是一次的結果，但是……這是個奇蹟。

耶森和利斯維茲的下一步需要驗證韓恩的淋巴結裡是否還有HIV。淋巴結是小小的青豆狀器官，分布在我們全身。當我們感冒時，會感覺到這些微小器官的存在（通常在下顎），它們會腫脹，讓人不舒服，這是免疫系統啟動並開始運作、對抗感染的徵兆。對身體來說，淋巴結的作用像是過濾系統，專門過濾外來物。數百萬個白血球集中在每個淋巴結裡，這地方是免疫系統反擊的最佳舞台，也是HIV繁殖和摧毀人體最好的環境。就像偷襲軍營一樣，病患開始抗病毒治療，血液中偵測不到病毒的時候，淋巴結中仍然潛藏著病毒。最後，因為病毒在淋巴結裡繁殖到如此高的量，便開始摧毀器官，用一塊結痂組織取代複雜的天生結構。這樣一來，它便有效地將器官和免疫系統截斷。耶森和利斯維茲知道，如果淋巴結還完整的話，就能解釋韓恩的體內沒有病毒。他們致電給福斯，一位同樣住在馬里蘭的研究者。他剛發表了一篇偵測淋巴結內HIV的重要論文，是這個領域的領導者。

福斯檢查了韓恩的淋巴結之後，發現結果十分複雜。淋巴結是完整的——對抵抗這種擅於摧毀人體的病毒來說，這是身體的一項勝利。儘管如此，福斯可以偵測到「HIV的痕跡」。雖然大多數的研究方法沒辦法偵測到任何淋巴結內的HIV，福斯因其精密的儀器和廣泛的經驗，即使量少到無法量化，仍能夠看到些什麼。福斯是這個領域中具權威性的專家，耶森和利斯維茲沒有立場質疑檢測結果，因此決定要對淋巴結重新採樣。同時，他們將韓恩另外半公升的血液送往西里西安諾的實驗室，再一次在休眠T細胞這個眾所皆知的病毒窩內找尋HIV。

基於如此顯著的初步結果，西里西安諾的團隊重新設計了他們的實驗，讓它的敏感度比原本要高出五倍，能在一百億個T細胞裡偵測到單單一個受感染的記憶T細胞。這項革命性技術多少有點像是對韓恩的免疫系統致敬。他們的努力成功了，西里西安諾的團隊能夠找到潛藏在韓恩T細胞裡的病毒，儘管頻率非常低。西里西安諾發現，韓恩體內只有不到十億分之一的細胞藏有HIV。更重要的是，他們發現病毒沒有改變。沒有新的突變意味著病毒沒有被免疫系統弄殘。跛腳病毒是HIV控制者之後會被記錄下來的一種現象，在HIV控制者體內，免疫系統施予病毒太多壓力，讓病毒加劇突變來躲避免疫系統的攻擊。HIV控制者體內這些經歷巨大突變的病毒是沒有辦法再複製與增生的。它們有效地突變成一個防護罩，被對它們來說太聰明的免疫系統團堵。但這不是韓恩的狀況。當他體內的病毒被養在培養皿時，它們能夠正常的生長。那麼為什麼它們不會在他體內生長呢？

接著謎團更深了。幾個月之後，也就是韓恩接受第二組淋巴結採樣後，福斯發現每四十四億個細胞裡只有三個藏有HIV。為什麼韓恩的細胞裡，藏有如此微小、幾乎無法量化的病毒，但病毒卻沒有湧入他的血液中？利斯維茲知道這一定是因為某種免疫反應的關係。她決定打通電話給以研究HIV的免疫反應特徵而聞名的人：華克。

華克是個研究者，早在一九九六年即發表了數篇探究突擊T細胞如何瞄準並消滅HIV感染細胞的論文。他也有一小群被HIV感染但沒有症狀的研究對象。在這一小群HIV控制者裡，他發現了一件值得注意的事：他們的突擊T細胞對抵抗HIV高度活躍。華克發展出一套試驗，來測試這些突擊T細胞抵抗HIV的強度和精準度。利斯維茲知道這套新穎的試驗是用來理解韓恩為什麼可以控制病毒最好的工具。如果他的身體不是透過基因優勢來調控免疫攻擊弄殘病毒，那麼可能這個謎團的答案就在他接受的特殊療法裡。耶森和利斯維茲假設，可能是他們施予韓恩強烈而及早的治療，足夠將病毒壓制，讓免疫系統發動攻擊。

華克接到利斯維茲的電話時，他嚇住了。這正是他一直以來等待的案例。他相信及早且高強度的治療會是答案，這是一條通往消滅病毒的路。他不過是在等待一個適合的臨床案例來支持他的理論，並替新的臨床試驗鋪路。HIV研究者幾乎不使用「治癒」這個詞，它的含意如此重大，隨意亂用會顯得很魯莽。但是要如何形容韓恩的經歷呢？他感染HIV，接受及早且高強度的療法，然後再也不用接受治療了。無論從哪點來看，他體內的病毒已經清除了。跟利斯維茲談過後，華克寄了十幾封信給朋友和合作夥伴。這個展現HIV療法力量的全新案例讓他興奮無比，他迫不及待想要拿到一些從柏林直送的、韓恩的突擊T細胞。

當時，沒有一間公司願意冒著運送HIV陽性樣本的風險，於是華克派了一個人飛去柏林取回珍貴的細胞。他派的是卓加，一位自願花費他畢生研究職涯待在華克身旁工作，並且有條不紊地管理實驗室的技師。卓加將細胞帶回了波士頓，並著手試驗。華克發展出這套試驗時，卓加還在受訓中。試驗叫做酵素結合免疫斑點分析法，又稱 ELISPOT。酵素結合免疫斑點分析法與 ELISA 一樣，是用來測量免疫系統辨別HIV、製造對抗病毒的抗體的能力。這個試驗不是要尋找抗體，而是測量突擊T細胞辨識和殺死特定HIV的能力。透明的九十六孔盤被HIV的小碎片填滿，這些碎片都是從病毒各個部位取下來的。他將韓恩的突擊T細胞以不同濃度加到每個凹槽裡。當突擊T細胞和殼蛋白基因（病毒的一個關鍵結構組成，讓病毒內部維持完整）的一部分接觸時，突擊T細胞會展開行動。細胞會釋出干擾素γ（IFN-γ），這是一種稱為細胞激素的小型蛋白質。這個微小的蛋白質能夠和其他細胞交流，而且它是一種有效的抗病毒劑。干擾素γ能夠明確地辨識出病毒的兩股RNA，然後吸引所有殺死受感染細胞所需的分子和途徑。當韓恩的細胞因應特定的病毒碎片而釋放干擾素γ時，它會和 ELISPOT 盤子上的二級抗體結合，將釋放細胞激素的細胞變成藍紫色。這些特定的凹槽變成了圓點花樣爆炸的模樣，紫色點點數量的多寡顯示出ＨＩＶ驅動免疫反應的強度。然後卓加將這個盤子放到一個能查看每個凹槽並計算紫色點點數量的讀取機器下面。針對ＨＩＶ那些稱為殼蛋白基因的部位，有超過兩千個細胞釋出干擾素γ。這是細胞對病毒壯觀且強力的反應。

最後，耶森替他這位有如奇蹟般的病人提出解釋。韓恩的突擊T細胞能夠發動一種異於尋常的有力攻擊。韓恩為什麼可以帶有病毒，但病毒卻無法駐足他體內的情況總算變得合理了。他的免疫系統可以控制病毒。華克為了這個消息感到興奮，這位病患接受及早治療，而他現在的免疫系統看起來就和華克那些非凡控制者的免疫系統一樣。他向利斯維茲談到這些數據時，不太確定該怎麼稱呼這位柏林病患。為了保護韓恩的隱私，華克不曾得知韓恩的名字。最後，華克決定要繼續用「柏林病患」這個稱呼，這是一個會跟隨著科學家，一路滲透到科學界、ＨＩＶ支持團體，最終到媒體的名字。

我們必須要注意的是，ELISPOT 就像大多數的試驗一樣，是不完美的。想要在僅能容納比十分之一茶匙還少的液體凹槽內，複製宛如人類免疫系統一樣精密的相似物是不可能的事情。你會發現描述試驗時沒有一處提到一個重要角色：指揮T細胞。而我們也無法確定干擾素γ對ＨＩＶ免疫反應有多重要。但除了這些保留之外，ELISPOT 仍然是測試病患對病毒的免疫反應強度最有效和常用的方法。這個試驗很清楚地顯示出，韓恩的突擊T細胞對ＨＩＶ感染的辨識與反應能力與大多數人並不一樣。

準備了令人雀躍的個案研究、有力的數據，以及卡司強大的HIV研究學者陣容，耶森開始籌備論文。他從許多共同研究人員那裡，以及他自己治療韓恩這裡來收集數據。他寫了一篇小論文，把它寄給利斯維茲，並認定自己會是第一作者。他的認知相當合理，畢竟韓恩是他的病人，他是決定要將這個受安德魯啟發而發展出來的實驗性療法進行試驗的人。他整理數據，並寫出這篇文章。

在科學界，作者身分是一個珍貴的榮耀。論文的第一作者通常是對研究貢獻最多的人。第一作者基本上是整個計畫的發想人，他設計實驗，並且執行實驗。第一作者孕育計畫就像孕育嬰兒一樣，將一開始的構想變成真實的整套實驗，然後是整組分析好的數據，最後發表成論文，供全世界的科學家和記者閱讀。末位作者，或是資深作者，基本上是贊助計畫的人。資深作者通常協助詮釋實驗結果並校訂論文。列在第一作者和資深作者之間的則是每一個為計畫工作的人：技術人員、研究生與共同研究人員。即使是名字也有階級，由功勞最多到最少依序排列，但有個特殊的位置，是保留給「倒數第二位」作者的。在一篇論文中他的角色就像資深作者一樣。這些角色可以更動；有時候第一作者和資深作者做得多，有時候較少。無論如何，階級很重要。一位科學家擁有多少第一作者或資深作者的頭銜將決定他獲取教職、得到終身職位，以及資助的能力。

每個人都想要當第一作者。這篇論文的情況也不例外。因為這篇論文是交給《新英格蘭醫學期刊》發表，競爭尤其激烈。當第一作者已經很了不起了，若是能在這麼重要的期刊中擔任第一作者更是個獨特的機會。很快地，魔爪就伸出來了。每個人都渴望第一作者的頭銜：利斯維茲、華克，當然還有耶森。回憶起爭奪作者身分的戰爭，利斯維茲說它「令人傷心」。那時她認為她應當是第一作者。她統籌共同研究人員，為了弄清楚韓恩的身體狀況，她牽引所有需要的人。起初也是她讓耶森測試羥基脲。華克對論文上的作者身分也感到不滿，雖然他對於談判的記憶有限。

最終，耶森被踢出第一作者的位置，這位置給了利斯維茲，耶森則被推到第四位。對一位開始冒險試驗、召集病人，進行最重要的實驗，並撰寫成論文的科學家來說，這是一個出乎意料的位置。一些參與整個過程的人認為將耶森擺在論文的第四作者非常不公平。導致他被放在這個位置的一個可能原因是，耶森原本是位醫生，不是科學家。因為這樣，相較於其他參與的科學家，主張作者身分對耶森而言比較沒那麼重要的言論顯得容易得多。畢竟耶森的薪水來自病患和保險，不是珍貴的資助金。

作者身分確定了，韓恩的故事於一九九九年五月在《新英格蘭醫學期刊》發表。論文的第一行寫著「一位將以『柏林病患』聞名的病人，在感染急性ＨＩＶ之後很快地接受治療」。隨著這些字句，柏林病患的故事將傳開，蔓延到全世界的研究室，並點燃許多和病毒共存的人的想像。

第二十章 無法振奮人心的復原

二〇〇八年，布朗起死回生了。當他的醫生、朋友，還有家人，每個人都覺得他會死的時候，他卻開始復原了。他原本是棵整日臥床的「植物」，現在他想要出去漫步。醫生修復他撕裂的腦周黏膜後，他慢慢地恢復正常的活動力。幾周內他從瀕死狀態回到康復中心。在那裡他還是一個人，沒有朋友。他憑著模糊的視力和虛弱的雙腿，在醫院周圍遊蕩。在附近他發現一間他喜愛的義大利餐廳，常常獨自在那裡用餐。他正常的生活慢慢拼湊起來了。盧卡斯因為他的復原而大大鬆了口氣，他常常帶著他的新男友來看布朗。

日子就這樣過下去了。布朗記不得什麼，腦袋一片茫然。他沒有工作，未來似乎也不會有。他慶幸自己住在德國，因為德國百分之二十六點七的國內生產毛額是直接導向大眾福利系統。與美國（百分之十五點九的國內生產毛額導向社福計畫）相比，這是世界上最合理的大眾福利系統之一。布朗靠著德國政府提供的微薄月津貼和免費醫療照護活了下來。

胡特準備向其他科學家呈現布朗的數據。過去一年間，從布朗第一次移植手術開始，胡特已經籌措了一個共同研究團隊，每個人都想要分析布朗的細胞。他們表現得很團結，醫院的各個部門都為了這個獨一無二的病人捐出他們的時間和資源。他們定序了藏在布朗細胞內的病毒，並測量布朗體內製造的ＨＩＶ專一抗體。

在這緊湊的一年內，胡特一步步實現他對布朗的盼望。每次回診帶來的都是同樣的消息：偵測不到病毒，而且 CD4 T 細胞數量穩定地上升。這真是太好了。但是，一路上仍有些崎嶇。第一次移植手術五個月後，布朗接受直腸切片時，胡特最害怕的事情發生了。他們在切片所收集到的一撮撮細胞裡，發現表現 CCR5 的巨噬細胞，這與他們在血液裡發現的恰好相反，布朗的血液裡百分之百的細胞是 CCR5 陰性，並且可以抗ＨＩＶ。這是一個壞預兆，代表治療方式沒效，他們沒能用抗ＨＩＶ捐贈者的 Delta 32 突變細胞來置換所有布朗表現 CCR5 的細胞。更糟的是，這些細胞都在腸子裡，腸子是孕育ＨＩＶ的溫床。胡特再一次感到氣餒。說來也奇怪，在同一撮切片細胞裡的 CD4 T 細胞是 CCR5 陰性。

接著是更糟的消息。布朗腸子的深度定序分析顯示有利用 CXCR4 感染的病毒存在。災難來了。感染性疾病專家曾告訴胡特這種情況可能發生，ＨＩＶ會溜過阻擋 CCR5 的門鎖，然後用另一個受器，也就是用 CXCR4 取代 CCR5。胡特耐心地等待，他一心認為利用 CXCR4 的病毒會取而代之，甚至變得比原本的病毒還要強。

雖然胡特等著，但病毒沒有回來，新的利用 CXCR4 的病毒也沒有取而代之。這完全不合理。難道布朗的身體能自己控制病毒了嗎？布朗身體其他地方的細胞一直維持著 CCR5 陰性，也偵測不到病毒，而且在第一次幹細胞移植手術之前數量幾乎是零的 CD4 T細胞，也開始生長，漸漸爬到了如從沒有感染HIV的人那樣正常、健康的程度。毫無疑問地，布朗現在可以控制曾經是數十年之久、日漸加劇的病毒感染了。

胡特在一場小型的血液病學會議上報告了他的數據。他的數據沒得到任何回應。胡特不意外，他知道會這樣。他知道像他這樣的血液學者不會對布朗的案例感到興趣。他必須要將數據呈現給感染科醫生和HIV研究人員。他知道這些人不會如此輕忽他的數據。他興奮地提出申請，想要在反轉錄病毒和伺機性感染研討會（HIV研究人員所有盛大會議的其中一場）上發表演說。他知道這一位特別的病人會吸引那些對新療法感興趣的人的目光。

同時胡特決定將他的發現詳細地寫下來。他整合數據，並完成了手稿。就像耶森的論文一樣，一場作者身分的爭奪戰緊接而來。移植醫學的主任提爾雖然很晚才加入研究，卻得到了資深作者的位置。他取代了原本被認為應該是資深作者的霍夫曼。論文以寫著「霍夫曼醫生和提爾醫生對此文有相等的貢獻」做為補償。戰爭並沒有就此結束。這是柏林醫學大學醫院在《新英格蘭醫學期刊》首次發表論文，能在這麼有名望的期刊發表論文讓每個人都變得有點瘋狂。整間醫院的醫生都突然冒了出來，要求在論文上列名。有一位不喜歡胡特的醫生還質疑胡特的第一作者資格。當這位同事的質疑沒有得逞時，他甚至威脅要將胡特的名字從手稿上移除。

在這一切瘋狂之中，胡特投出了他的論文。這段時間令人興奮，因為這是他第一次寫研究論文。這不僅是他深感驕傲的作品，而且他還投稿到該領域的頂尖期刊。當他收到評審的評論，他更興奮了。科學文章一定是通過了第一階段的核准，才會交給同儕審核。文章會交給該領域的其他專家，他們會匿名指出論文的優點和缺點，然後推薦或拒絕期刊刊登這篇文章。雖然評審團展現了明顯的興趣，決定最終會落在期刊的編輯手上。

胡特不知道的是，他進入整個審核程序時，其實是缺手缺腳的。耶森那篇關於第一位柏林病患的論文可以這麼快被審核通過，其中一個原因是他的共同研究員。評審團喜歡看見他們認得的名字，這讓他們信任正在審定的數據。胡特沒有在HIV領域的任何成果，也沒有該領域任何一位共同研究員，他只是個外來者。而且，他的數據很具煽動性，因為之前從沒有過像這樣的案例。談到數據的說服力，評審的評論很正面，但是卻沒讓編輯留下深刻印象。胡特沒有HIV研究領域的背景，編輯認為他不能發表一篇無名小卒寫的文章，對期刊來說太冒險了。

胡特決定以短篇論文的形式重新投稿。這樣的方式能降低期刊信譽的風險。因為短篇論文的責任完全在寄件者身上，而不是出版者。對科學期刊來說，短篇論文不是草草記下的通聯紀錄，它們本身就是經過高度琢磨、同儕審批後的文章。它們有一定的信譽。讓胡特很沮喪的是，編輯拒絕了他的短篇論文。

就在胡特被拒絕之際，反轉錄病毒和伺機性感染研討會的主辦人告訴他，他沒機會發表演說。取而代之的是他可以用海報的形式呈現他的數據。這又是另一打擊，因為雖然研討會的海報發表場次有其價值，但不像發表演說那樣具有威望。這顯現了ＨＩＶ研究圈多麼不重視布朗的案例。胡特感到難以理解。他已經證明，將抗ＨＩＶ捐贈者的幹細胞移植，能讓布朗體內的細胞變成精實出色的 CCR5 陰性機器，足以拒ＨＩＶ於門外。他將布朗這麼一個服藥十年的ＨＩＶ感染者變成已經一年多都不用吃抗病毒藥物的人。為什麼ＨＩＶ研究圈對此不感到興奮呢？

胡特在二〇〇八年帶著那張標題為〈藉由同種異體 CCR5-Delta 32/Delta 32 幹細胞移植治療 HIV-1 感染：一個希望療法〉的海報，前往波士頓參加研討會。他用字很小心，完全沒提到「治癒」這個詞。他只是暗示這樣的實驗結果可能是ＨＩＶ陽性病患另一種治療疾病的選擇。在波士頓那個飄著雪的午後，胡特在偌大的會議廳裡，獨自站在他的海報旁邊。在他的海報正旁邊的，就是來自紐約的華克和他的共同研究員的海報。這張講述如何轉換突擊Ｔ細胞變成對ＨＩＶ專一的海報，得到了首獎。群眾圍著海報，一直提出熱切、興奮的問題。而一旁，胡特的海報則是乏人問津，看起來沒人對他的病患感興趣。

正當他在研討會的經驗不能再更糟的時候，胡特參加了一場演說，這場演說涉及一些關於他的研究令人感到憂心的課題。演說中，一種新藥的試驗結果發表了，這種藥叫做新特滋。新特滋被設計來模仿 Delta 32 突變，它會落在Ｔ細胞的頂端，保護性地阻絕ＨＩＶ利用 CCR5 來進入細胞內。雖然這個療法和胡特的幹細胞移植是不同的方法，它們有著一樣的概念。因為這個研究只針對特定病人族群，它的結果有些令人失望。胡特驚訝地發現，服用新特滋的ＨＩＶ病患裡，百分之六十四的人的ＨＩＶ從利用 CCR5 的一般病毒轉變成利用 CXCR4、更加凶狠的病毒。這個情況很危險，利用 CXCR4 的病毒只會讓病人加速發展成愛滋病。胡特對這個研究的言外之意牽涉到布朗的案例而感到憂心。即使他成功地讓布朗對他體內的ＨＩＶ具有抵抗力，但病毒看似會另找出路。

胡特帶著一顆沉重的心回到德國。布朗可能會死在柏林，ＨＩＶ研究圈也不把他的研究當一回事。他不能發表研究結果。他又要回到糟糕的醫院。他握在手中的，是證明他有效治癒一位愛滋病患的數據，但他當時並不知道。他只覺得未來毫無希望。

第四部
治癒

愈是獨創的發現，事後看起來就愈是平淡無奇。

——柯斯勒，《創造的行為》

第二十一章　試驗

看到頭條，耶森震懾了。〈愛滋病治癒首例？〉的標題張揚地橫越在柏林小報 *B.Z.* 的頁面上。內頁的圖片更是誇張：一個男人假扮成柏林病患，臉被醫療口罩遮住，手術帽壓得低低的。耶森治療某位病患的照片，以及他診所的外貌，都被大刺刺刊登出來。報導描寫韓恩的案例，稱他為柏林病患，並指出他被治癒是多麼不同凡響的一件事情。耶森並不高興，他一直小心地避開始用「治癒」一詞，小報描述韓恩的故事實在太過聳動。過去這一年，這位年輕的家庭醫師經歷了一場成名風暴。他早已和無數的新聞媒體談過話，包括《紐約時報》和《新聞周刊》。而正是這最後一篇訪談，讓他和他在《新英格蘭醫學期刊》所發表的那篇論文的其他共同作者之間關係最為緊張。

那篇刊載於《新聞周刊》上的訪談原本應該占一整個版面，有足夠的空間提及參與此計畫的所有共同研究人員。尤其更該提到利斯維茲和羅利（羅利為該篇論文的資深作者）幾年前成立的新機構。新研究機構的手頭很緊，大部分機構必須深深仰賴私人單位的捐款，比例超過公家基金。藉由這位柏林病患，利斯維茲和羅利能趁此大好機會，提升他們那個草創機構的形象和資本。他們對耶森施壓，要耶森在《新聞周刊》的訪談中提到該機構。耶森確實樂意配合，且在訪談中提及計畫的所有共同研究人員。他尤其強調了羅利和利斯維茲的機構在此一計畫中的重要角色。

不幸地，有則更重大的新聞在訪談文章付梓之前發生了。當時科索沃戰爭激化，使得先前專門報導耶森和柏林病患的版面被迫重新配置。原本的全頁文變成了單一段落，字裡行間完全沒提及任何一位共同研究人員。原本密切的合作關係受到衝擊，對話演變成憤怒叫囂。耶森和利斯維茲之間透過柏林病患牽線的友誼永遠地破滅了！

此一關係的破裂，對於進一步推展羥基脲療法而言，將帶來嚴重影響。整個團隊正如履薄冰地準備進行臨床試驗。繼論文發表於《新英格蘭醫學期刊》之後，每位科學家對於如何將治療柏林病患的成功經驗轉換成可行的療法，似乎各有各的見解。

華克相信療法本身並不重要，重要的是治療的時間點。假使他們能夠在病患剛感染病毒後不久，尚未出現病徵前就能辨識出感染病患，然後使用強劑量的抗病毒藥物打擊病毒，他們便極有可能打倒病毒。接著，停藥之後，即使病毒重新發威，免疫系統仍能在病毒站穩前隨時準備抗戰。華克的想法源自他的一小群急性染病患者，他與他的同事羅森保曾在麻州綜合醫院治療過他們。當時這兩位醫生在這些剛染病者還沒出現症狀前，確診出三位病患，並積極施予抗病毒藥物治療。在治療前後，他們抽取病患的血液，將白血球從血液中分離出來，用純化的ＨＩＶ予以刺激。他們接著測量專門針對ＨＩＶ的Ｔ細胞反應，尤其是指揮的Ｔ細胞。當他們將這群病患的細胞反應數據與非凡控制者和感染ＨＩＶ數十年的病患（慢性ＨＩＶ患者）的數據相互比較，發現這群急性患者體內的指揮Ｔ細胞抵抗ＨＩＶ的能力與非凡控制者的指揮Ｔ細胞的能力不相上下，而兩者皆遠高於慢性病患。

當他們繪製此一數據，並且將此數據對應到每個病患血液中的病毒量時，數據呈現一個完美的曲線。指揮Ｔ細胞的反應程度與病毒量恰恰吻合。專門針對ＨＩＶ的Ｔ細胞的反應愈大，病毒量就愈少。他們直覺地判斷，及早治療法在某種角度上，捍衛了這些免疫系統發揮作用時不可或缺的關鍵細胞。不過，這些數據仍然有些問題。華克欠缺一個真正的控制組。他找不到拒絕治療的新確診病患，因此，他無法比較接受治療的急性病患與拒絕治療的急性病患之間的差異。雖然如此，他的數據仍然強而有力。他在一九九七年將自己的發現發表在《科學》上面。儘管如此，他幾乎沒有將此一發現歸功於任何一種施予患者的藥物，他在論文中連提都沒提。治療的時間點才是重點。

下一步很明確：他們必須停止治療這些接受及早、積極治療的病患。但問題是，道德上這是行不通的。華克知道，ＨＩＶ病患若失去治療的話可能會死。研究人員無從得知他們測量到的強烈Ｔ細胞反應，是否足以保住病患性命。然後柏林病患出現了，他就是他們禱告所得的回音。在先前的紀錄裡，沒有一位愛滋病患的病情能夠好轉，但現在他們有直接的證據，證明有一位及早確診的病患，透過積極治療之後停藥，仍可以控制病毒。更好的是，柏林病患的T細胞反應出其意料地高，這些T細胞很明顯地保護他免受體內潛伏病毒的威脅。華克能夠將研究帶到下個階段了，他們能終止急性病患的治療。當然，他們會小心觀察病患，確保病毒不會反攻。他主張這一切可以安全地完成，只要病患每周進行HIV檢驗，一旦病毒再現，可以立刻重啟治療。華克不是唯一一位這樣做的人，其他HIV研究人員也在追求相似的路徑，而這一切都可以上溯何大一於一九九五年鼓吹的及早治療法。華克不同之處，在於他能測量免疫系統專門針對HIV的反應，並且將這些反應與那些無須接受治療，身體就能控制病毒的特殊病患的反應交相比對，而且這能力無人能及。如今，藉著柏林病患，證明此一方法非常合理，而且萬無一失。

另一方面，利斯維茲、羅利以及耶森相信柏林病患服用的羥基脲才是他身體能夠控制病毒的主因。羥基脲是種特殊的藥，它作用的方式並非抑制HIV的酵素，而是瞄準細胞工作的能力。羥基脲如同在DNA建構機制裡丟了一個阻礙物，為假的DNA鹼基創造了完美空間，讓這些假的鹼基（如惠妥滋等藥）滲入病毒的遺傳密碼裡。它還可以凍結分裂中的細胞，使病毒站不住腳。羥基脲唯一的缺點就是毒性。耶森深感安全性總則的重要，在他診所裡的臨床試驗中，他只用癌症病患建議用量的一半劑量。對於羥基脲試驗該如何設計，好將藥物毒性降至最低，耶森自有看法。

遺憾地是，當試驗有了成果，耶森對於藥物安全性的掛慮顯然沒有被考慮進去。幾次小試驗的結果都模仿了耶森的安全性總則，並且都有有利的結果，但沒有一個試驗包括了停止治療的病患，根本無從得知這些結果是否與柏林病患的治療結果相似。

若要知道柏林病患的經驗可否複製到其他HIV患者身上，研究人員必須對藥物進行大規模試驗，套用與及早治療相似的時間表。緊接著是中斷療程，也就是病患停止接受治療的專業說法。這樣的中斷方式，日後會被俗稱為「用藥假期」。

進行大規模的試驗所費不貲。利斯維茲與羅利和羥基脲製造商必治妥施貴寶合作，取得必須的資金和器材。正如想像的一般，必治妥施貴寶對於柏林病患一舉將羥基脲變成鎂光燈焦點一事感到興奮異常。他們迅速透過急性HIV臨床試驗群（ACTG），試驗代號為 ACTG 5025，迅速展開試驗。此一試驗測試了柏林病患服用的三種藥物：羥基脲、惠妥滋，以及克濾滿。使用的劑量雖然比照柏林病患，但給藥的時程表卻不同。耶森當初讓韓恩一天服用三次羥基脲，每次四百毫克，以設計嚴謹的時程表來促進藥物吸收和限制毒性，小心翼翼地平衡劑量。必治妥施貴寶的試驗則不然，它完全忽略這些安全考量，直接給予病患單日一千兩百毫克的劑量。理由很簡單，韓恩那樣嚴謹的時程表很難讓人堅持下去，要找到大量能夠謹守這種時程表的病患更是一大難題。毋須再添一種需要按時服用的藥，此一抗病毒藥物治療已經充滿挑戰。如果他們將無法遵守嚴謹療法的患者納入試驗中，冒的險可能是無法從試驗中取得任何數據。事實上，試驗結果比欠缺數據還糟，兩個人因此死亡。

試驗找來了兩百零二位病患，目標則是三百九十九位，自願受試者不是ＨＩＶ的新感染者。要找到這些人並且進行測試真的太難了，這需要一個診所網路，像耶森那樣的診所網路。反之，ACTG 5025 找來的是已經加入抗病毒藥物臨床試驗的慢性感染病患。兩位隸屬於羥基脲測試部門的病患死於胰臟炎。回報的結果中包括大量的藥物毒性報告，包括對胰腺、肝臟和神經系統的破壞。試驗被終止，在ＨＩＶ治療中，毒性和羥基脲的連結已難磨滅。

然而，必治妥施貴寶並沒有慢下來。在一九九九年九月於舊金山舉辦的第三十九屆抗微生物製劑及化療跨學科國際會議上，必治妥施貴寶利用特別會議的場合，來推廣使用兩種已有註冊商標的羥基脲藥物以治療ＨＩＶ。美國食品藥物管理局的規定中，禁止藥廠推廣藥物的非標籤指示用途，但此舉卻公然無視這項規定。該公司生產的兩種羥基脲藥物，標籤上明確指出藥物能有效治療幾種癌症，而非ＨＩＶ。在會議間，他們除了其他病患之外，特別亮出了柏林病患的數據，聲明羥基脲已被證實為針對ＨＩＶ的第一線療法。此舉無疑膽大包天，甚至可說是無法無天，特別是因為他們四天前才得知 ACTG 5025 終止了。該公司更羅列了建議的劑量，包含每日給予一千兩百毫克的劑量。對於試驗過程中導致兩人死亡一事，他們提都沒提。美國食品藥物管理局發出了警告信做為回應，要求必治妥施貴寶在他們的推廣活動中停止使用這樣的語言，主動寄送通知給醫師警告羥基脲藥物可能會造成胰臟炎，以及加強安插於惠妥滋包裝內的警語。

即使羥基脲的安全性問題愈來愈多，利斯維茲、羅利和耶森仍迫不及待將他們從柏林病患身上所習得的一切轉變成新的臨床試驗。為了取得足夠的資金，他們再度轉向必治妥施貴寶。他們尤其需要這間公司捐獻藥物，供他們研究使用。由於羅利、利斯維茲和耶森身為使用羥基脲於HIV感染中的先驅，獲得支援並不困難，不過這附帶了但書。試驗需要兩種必治妥施貴寶生產的藥物來複製韓恩的經驗：羥基脲和惠妥滋。必治妥施貴寶卻想要在提出的臨床試驗中再加上第三種藥。這種藥不似羥基脲，是市場上的新藥。耶森相信這種事會發生，是因為羥基脲已上市三十年之久，想從中獲取的利潤有限。相較於專利權已失效的羥基脲，新獲得專利的藥能夠創造更多利潤。確實如此，這個必治妥施貴寶製造的新藥，註冊商標為滋利特，單單在一九九九年就創造六億五百萬的銷售額。

不過，滋利特雖然有著閃閃發光的新專利，實際上並不是新藥。在一九六六年，也就是霍洛維茲發表他那失敗化合物AZT的數據的兩年之後，他又發表了如何製造相似化合物（他稱為d4T，效用如同AZT）的方法。這種化合物模仿了胸腺嘧啶這種DNA鹼基。這種藥的作用方式像個缺了一階的梯子，會暗中將自身融入逐漸壯大的病毒DNA鏈之中，但它有變異，因此下一個DNA鹼基就無法將自己附著在DNA鏈上。它阻斷了病毒的自我複製，藉此保護更多細胞免受感染。當然那時沒有人知道 d4T 會成為一個強而有力的抗病毒藥，直到一九九〇年代初，普魯瑟夫和林泰順（音譯）這兩位耶魯大學的藥理學教授重拾這老舊的化合物，將之用於抗病毒測試中。耶魯大學將 d4T 用於治療ＨＩＶ的作用申請專利，而後授權給必治妥施貴寶藥廠。必治妥施貴寶進行了幾次 d4T 的臨床試驗，並於一九九四年獲得美國食品藥物管理局核准為新藥。此一核准引起了爭議，因為這是透過特殊程序完成的，專為危及性命之疾病所制訂，讓藥物在還沒被證實有效前就能核准。當時，協助核准此藥的哈佛大學教授卡頓曾說：「我不確定今天提出的建議有多好。」她指的不只是藥的效果，還有藥的安全性。在一萬個服用 d4T 的病患之中，有百分之二十一的人遭受神經病變，這是一種導致疼痛和麻痺的狀態，通常出現在手部和足部。和ＡＺＴ一樣，d4T 是有毒的，必須降低劑量，才能讓ＨＩＶ病患安全使用。

這也就是為什麼當耶森得知 d4T（必治妥施貴寶此時已將其註冊為滋利特）被加入臨床試驗時，他並不開心。他回憶道：「這是個災難處方。」羥基脲已經是種高毒性的藥物，加入 d4T只是更添冒險。耶森環顧四周，他明白根本沒幾個臨床醫生設計這個試驗，誰會關心病人的利益？他無法同意這個試驗。他帶著沉重的心，離開了這個團隊，並對這分崩離析的一切感到失望。對他來說，他曾經尊崇的合作對象，看起來已經淪為金錢的奴隸。

令人驚訝的是，在第一位柏林病患的病情獲得緩解之後，竟然沒有一位研究人員嘗試在臨床試驗中複製他的特殊療法，韓恩接受的治療反而分裂成兩個不同的臨床試驗。華克和他的合作者，測試了韓恩所受治療裡的一個特殊環節：在急性ＨＩＶ感染時積極給予抗病毒藥物。羅利和他的夥伴則測試了另一個特殊環節：給予ＨＩＶ慢性病患羥基脲、d4T 和惠妥滋。這完全是用藥時機對陣多藥合攻。在研究HIV的世界裡，沒有人將兩個特殊環節扣在一起，期待複製柏林病患被治癒的案例。

不幸地，這兩個以柏林病患接受的療法為根基的早期試驗都不順利。起初，華克的數據看起來相當亮眼。在二〇〇〇年刊登於《自然》的論文中，華克和他的同事確診了十六位HIV新感染病患，每一位病患都立即開始接受抗病毒藥物治療，大多數更是在確診後七十二小時內就開始服藥。抗病毒藥物中不包含羥基脲。韓恩有兩次因為住院之故被迫停藥。雖然兩次停藥都沒有事先計畫，這兩次的用藥假期（或說療程中斷），相當引人注意。華克假設這樣中斷能訓練免疫系統，使它能辨識病毒。也就是說，中斷讓指揮T細胞和突擊T細胞事先窺探敵人一面。由於見了這一面，它們可以量身訂製對病毒的攻擊。一旦療程重新開始，細胞便受到保護，隨時準備下一次作戰。如果有足夠的專門針對HIV的T細胞在幾回的療程中斷中保留下來，它們就可以提供高強度的抗病毒力。這些接受療程中斷的病患於是將能夠變得像非凡控制者般，雖然感染HIV，但仍舊能夠控制病毒。此一策略以功能性治癒為導向，即使無法消滅這些病患體內的病毒，病患仍能夠像韓恩一樣，毋須再服用任何抗病毒藥物或擔憂病毒。

如同柏林病患經歷兩次療程中斷一般，華克的八位受試者進行了一到兩次計畫好的停藥。試驗這樣安排療程中斷，採取的策略幾乎與何大一幾年前還很流行的「早而狠」完全相反。八位接受療程中斷的病患中，有五位維持平均二點七年免於治療，而且他們的血液中偵測不到病毒，至少每毫升的血液中，病毒少於五百個。除此之外，專門針對HIV的T細胞反應明顯地升高。這樣的結果相當驚人，病毒沒有再回來。在他的論文裡，華克將這些案例與一大群沒有接受抗病毒治療的HIV急性病患做比較。在這個跟對照組相似的群組裡，一百零九個人裡面僅有四個人，在兩年半後驗出每毫升血液裡少於五百個病毒。此結果與華克的假設完全吻合：專門針對HIV的T細胞有很強的反應，而病毒量也低。

這個研究馬上獲得媒體注意。就這樣，HIV的解藥似乎已經找到，而且是如此簡單：只要中斷療程幾次就可以了。簡單到每個人都做得到，而且大家也這麼做了。用藥假期大受歡迎，對於飽受嚴謹時程表和大把藥物摧殘的病患而言，這樣的休息當之無愧。急性、慢性、老老少少都試了用藥假期，有時候甚至沒有告知醫生。二〇〇一年，當時在柏林擔任翻譯的布朗，也進行了用藥假期。他不知道這個假期療法靈感源自柏林病患，一個他後來共享的頭銜。

問題是，用藥假期其實並沒有效。事實上，它會造成傷害。伴隨著用藥假期而來的，是布朗血液裡的指揮T細胞數量降至每微升兩百五十個，恰好在愛滋病確診標準的邊緣。病毒的進程因人而異，在某些人體內只潛伏數天，在其他人體內則會潛伏數周、數月，甚至數年。但是病毒總是會回來。事實證明，即使病毒潛伏於體內，它也會靜靜地傷害身體。進行用藥假期的病患經歷高度的免疫活化作用，這時T細胞以及一些其他生不逢時、剛好遭遇到的細胞，被過度刺激，並且導致病患死亡。更糟的是，在某些病患體內，HIV病毒株對抗病毒藥物產生抗藥性。這就如同你被細菌感染，卻沒有吃完抗生素，你的體內將演化出對抗生素具有抗藥性的細菌。進行用藥假期的HIV病患體內，當病毒再度面臨它先前遇到的抗病毒藥物時，便占有優勢。

在HIV研究圈裡，療程中斷是個高度分歧的議題。於一次一九九九年的訪談中，國家過敏與感染疾病研究所所長佛契毫不猶豫地對這些中斷的安全性提出質疑：「這個策略仍需要測試，停停走走的遊戲可能導致抗藥性產生，即使目前看起來野生病毒株好像還在。」事實上，直到二〇〇〇年年中，研究學者仍然為了療程中斷的優點和風險吵得沸沸揚揚。然後，一個研究改變了狀況：於二〇〇二年展開的 SMART 研究，徵召了來自世界三十三個國家的病患。這是這類研究中規模最大的一次，在基於安全考量而在二〇〇六年突然終止之前，此研究徵召了五千四百七十二位病患，當初的目標是招收六千名。SMART（「反轉錄病毒療法的策略性管理」的縮寫）研究發現，接受療程中斷的HIV病患發展出愛滋病患的機率，比沒有接受療程中斷的病患高出一倍。這種曾經被吹捧為能治療HIV的新療法，現在碰上了壓垮它的最後一根稻草。

當華克對新感染病患的療程中斷試驗經歷了大起大落，利斯維茲和羅利則以讓柏林病患好起來的另一個環節羥基脲，進行大規模試驗。耶森當時已經離開此試驗，因為他反對納入 d4T，一個他認為毒性過高，不能安全用在試驗裡的藥。

與華克不同，利斯維茲和羅利相信羥基脲在柏林病患的好轉扮演關鍵角色。他們押注在這種藥物的成功，深信羥基脲能夠瞄準HIV的病毒窩。因此，他們的臨床試驗忽略了韓恩經驗裡的其他面向，像是急性感染治療以及療程中斷，而只著重在分析羥基脲的效力上。問題是，羥基脲在研究人員和病患間早已有個汙名。

必治妥施貴寶所贊助的另一項研究，並未解答這些懷疑的聲浪，雖然這個研究出乎意料地使用與失敗的 ACTG 5025 一樣的劑量。等到羅利和利斯維茲的研究結果在二〇〇五發布時，羥基脲已成為禁忌字眼。這在當時尤其不幸，因為羅利和利斯維茲的研究在訂定羥基脲的安全用量這方面，邁出了重要的一大步。他們發現將劑量減半，從每日一千兩百毫克減至每日六百毫克，在降低毒性的同時，病毒削減和T細胞增加仍能維持相近的程度。可惜的是，他們的研究仍然疑難重重。服用了較高劑量羥基脲的受試者（與失敗的 ACTG 5025 完全相同的狀況）遭逢慘劇，其中有一位死於胰臟炎，與先前羥基脲研究中導致兩死的死因如出一轍。對許多閱讀這篇論文的人而言，只有一行字最顯眼：「在此描述的 RIGHT 702 研究結果確認，使用高劑量羥基脲（每日一千兩百毫克）可能與致命胰臟炎有關。」即使其他較小的試驗仍然繼續探究羥基脲對ＨＩＶ的療效，沒有一個試驗能夠掩蓋羥基脲不安全的壞名聲。在一個不願發表負面結果的領域裡，我們著實很難直搗羥基脲的問題核心。

利斯維茲相信，問題比那些埋藏在早期臨床實驗中的安全議題還要深層。對於讓新藥上市的財務考量，她依然感到沮喪。她認為，想提高像羥基脲這種藥的利潤太困難了，因為這種老掉牙的舊藥沒有廣告效益，也因此沒有利潤。利斯維茲下了結論：「若沒人能賺得了錢，即使是全世界最好的藥也會失敗。」雖然兩人已不再是朋友，耶森同意她對於這個時機未到的藥的說法，只希望「這一切不只是為了錢」。

第二十二章　原理展示

對於掙扎著想要在ＨＩＶ研究圈裡樹立名聲的胡特而言，參加反轉錄病毒和伺機性感染研討會真是個艱困的旅程。雖然他的海報沒有受到大幅關注，他建立了一些關鍵的人脈，推著他往發表研究的路上去。他認識了迪克斯，一位在加州大學舊金山分校的內科醫師和ＨＩＶ研究人員，還有羅倫斯，他是康乃爾大學威爾醫學院愛滋病毒研究實驗室的主任。羅倫斯談論胡特在會議上的海報時說道：「我認為這是自從發現病毒以來我聽過最令人振奮的事情。我不相信大家竟然沒注意到這件事。」胡特的研究深深吸引了迪克斯和羅倫斯，兩人在該年下半邀請他加入愛滋病研究基金會（amFAR）所資助的智庫。

九月回到波士頓時，胡特有了非常不同的經驗。他不再站在擁擠會議廳的海報旁，默默被眾人忽視；如今，他能夠將他的數據，呈現給圈子裡真正看得懂的ＨＩＶ研究人員。智庫討論了CCR5、病毒窩、消滅策略，還有病毒潛伏。這在二〇〇八年正是一個新興的領域，此時新的數據從世界各地的實驗室蜂擁而來。

智庫裡，在加州杜瓦特的希望城醫院擔任研究員的薩亞提供了數據。薩亞針對一小群和布朗一樣患有同種癌症（也就是急性骨髓性白血病，又稱AML）的病患，進行一項高風險的策略。薩亞想要用一種基因療法對抗HIV，並且正在嘗試至少三種打倒CCR5基因（HIV進入人類T細胞所仰賴的基因）的方法。第一種方法建立在將近二十年前，利斯維茲在加洛實驗室時所做的研究。薩亞運用HIV的RNA碎片（又稱為小髮夾RNA），它能在病毒於細胞內自我複製時綑綁住病毒，使病毒無法自我複製。他的基因療法還包含了一種誘餌分子，稱為TAR誘餌；它會在HIV試圖將自己安插進人類DNA時，讓病毒誤將自己附著上誘餌。最後，薩亞這野心勃勃的計畫也包括一種核酶；核酶是一種具有特殊構造的RNA分子，作用像酵素一樣。這種核酶能將CCR5綁在身體細胞上，重新編排基因的配置，使它們躲過HIV的魔掌。

他施加這三種極不相同基因療法的方式，是直接利用HIV本身，或說是精心設計成無害的病毒變體。大部分基因療法的運作方法，是病毒將遺傳物質帶入體內並讓它循環。這聽起來可能挺嚇人，但我們有辦法製造本身無害的病毒，而且如果病毒可以攜帶正確的基因，甚至有可能大有助益。

薩亞在一群與布朗一樣，同時患有AML和HIV的病人身上，進行這項高度實驗性的基因療法。這群病患很符合他的研究，因為他們必須要經歷危險的制約療法，好讓他們能夠接受造血幹細胞移植。跟這個比較起來，加入基因療法不算什麼。這群病患非常適合用來測試基因療法的另外一個原因是，這是一群高死亡率的病患，因此他們極可能願意冒較大的險。就像一九八〇年代末的ＨＩＶ病患極度渴望任何臨床試驗一般，如今這群ＨＩＶ帶原的ＡＭＬ病患有高死亡率，因此迫切地需要新療法介入。同樣地，醫師和研究人員也在保護患者安全和給他們生存機會之間拉鋸。

當薩亞聽聞胡特的病患的狀況，他大吃一驚。這證明了他的策略可能確實有效。雖然他們的方法天差地別，瞄準的目標卻是一樣的：拿下 CCR5，好再擊敗ＨＩＶ。薩亞知道，像胡特所描述的這種病人，其存在正是一種「原理展示」，表示ＨＩＶ基因療法領域必須認真地看待他的研究。

耶森若是沒有重量級的ＨＩＶ研究人員複審和支持他的資料，不可能發表關於他柏林病患的資料；同理，若缺少在ＨＩＶ研究圈裡同樣那些主將的幫助，胡特的研究也不可能發表。位居名單首位的是西里西安諾，就是那位使用他的高感度ＨＩＶ測試，測量來自第一位柏林病患休眠Ｔ細胞中病毒的研究人員；他現在將他純熟的技術轉移到胡特的病患身上。又一次，裝著細胞和血漿的瓶瓶罐罐，就這樣從柏林的一位病患身上，運送到世界各個角落。

在智庫裡，胡特也認識了許富司，他是一名得過普立茲獎的記者。許富司是一名記者，不是科學家：就這點來看，胡特的論文最後能發表出來還有賴許富司大力相助，是一件非常讓人訝異的事情。一九九八年，也就是十年前，許富司替《紐約時報雜誌》訪問過耶森、華克，以及其他幾位研究過第一位柏林病患的重要科學家，他也採訪過韓恩：這是韓恩僅有的兩次訪問的第一次。在緊接而來關於第一位柏林病患的媒體風暴中，許富司扮演要角。現在，他正與胡特交談著，正準備披露第二位柏林病患的故事。二〇〇八年十一月，許富司為《華爾街日報》寫了一篇名為〈一位醫生、一個突變，與一個可能治癒愛滋病的療法〉的報導。當胡特讀完文章（裡面還出現他的照片），他憂慮了起來。像在他之前的耶森一樣，他討厭看到「治癒」這個字眼出現在標題上。他同時擔心自己已經跨越了界線：將研究發表於學術期刊之前就先向媒體公開，在科學界可是個大罪。那些抗拒不了媒體目光誘惑的人，通常要付出遭重要期刊拒於門外的代價。胡特依舊希望可以在《新英格蘭醫學期刊》上發表他的研究，他是否破壞了自己的機會？

資料不斷地從胡特的新合作夥伴那兒湧入。西里西安諾沒能找到任何病毒的蹤跡，他的其他同事也沒找到。判定結果相當一致：布朗被功能性治癒了。當胡特告訴布朗這件事，他沒什麼反應，反而只問：「那癌症呢？」對布朗來說，HIV被治癒無關緊要。

胡特依據他在智庫裡所學以及新夥伴的協助，修訂了他的論文，但論文裡的數據沒有更動。胡特再度向《新英格蘭醫學期刊》提交他的論文。謝天謝地，這一次有了新的編輯和評審。他費力地讀過三十頁的評論，這是一個嶄新又快把他壓垮的過程。評審對他的每個數據都吹毛求疵，有時候他們看來甚至是故意要誤解他。雖然很折磨，胡特親自回應了所有的評論。

許富司寫的文章有著與預期完全相反的效果。這篇文章沒讓胡特的行為看起來像是自我膨脹，反而讓胡特在這個有威望的期刊眼裡有正當性。他的文章被接受了，並且在二〇〇九年二月十二日發表。這篇名為〈藉由幹細胞移植 CCR5 Delta32/Delta32 長期控制ＨＩＶ〉的文章是個引人注目的成就。在ＨＩＶ研究圈子裡竊竊私語傳了將近一年的柏林病患案終於白紙黑字出版了。

胡特的論文開頭是這樣寫的：「一位剛被診斷罹患急性骨髓性白血病（FAB M4 亞型，有正常細胞遺傳特徵）的四十歲白人男性，出現在我們的醫院裡。」在這臨床描述後面的是一個恐慌的男人。布朗在論文發表和隨之而來的知名度之後，不相信他被治癒了。他擔心他的身分被公諸於世。想到他的「治癒」受到矚目，病毒卻又有可能回返，他就感到厭惡。布朗檢驗出沒有ＨＩＶ僅僅兩年，非常艱困的兩年。身為一位沉默、含蓄的人，布朗無法想像要捨棄他原本匿名的身分。

第二十三章　法庭上的好醫生

耶森在德國發現他的名聲乍響。他的病患人數顯著增加，他不管去哪裡都會被認出來。即使他只是沿著他柏林住家附近的街道走，也會被病患、朋友，還有仰慕者攔下。他的社交生活也出現變化，現在他夜裡去酒吧或者夜店，發現自己眾所皆知。某方面來說這很有趣，夜店的保鑣會立刻拉著他入內，不用付小費或排隊。另一方面來說，這讓他不舒服，尤其當他發現自己被病患包圍時。當然，家庭醫師之道本應如此：他們是所屬社區的一部分，走到哪都會看到他們的病人。對耶森而言，不同的是「成名」這個新玩意。他不再只是那位治療同性戀男子，富有同情心的家庭醫師。現在他可是能夠治癒愛滋病的知名研究人員。耶森說，他享受了「美好的四年」，他諸多方面都相當成功；還有，在經歷著手研究時的負債累累之後，頭一次大賺。但是耶森的好運即將改變。

柏林小報 *B.Z.* 以〈愛滋病治癒首例？〉為標題，印行了柏林病患的報導。耶森在所有的媒體訪問中，一直小心地避開使用「治癒」這字眼。效果馬上就出現了，他所屬的醫療小圈子對他的敵意增加了。隨著腥羶色標題而來的，是無數不利耶森的警訊。這些聲稱糟透了：他們控訴耶森，說他詐取健保公司和所得稅，還有非法收受藥廠和藥局的錢。他們斷言耶森為了增加他的收入，偽造ＨＩＶ診斷，因為健保公司為了ＨＩＶ陽性病患，付給他更多的錢。

警方的回應之道，是搜索他的診所。他們扣押他的醫療紀錄，辨識出兩百位耶森的ＨＩＶ陽性病患，並要他們重新檢驗ＨＩＶ。他們檢視耶森每一位合作者和醫科同事，為了確保每一項新增的測試和每個額外的檢查都是真的。

警方逐一檢視他的醫療業務紀錄時，發現了幾個錯誤，但這些錯誤與那些較大罪狀相比簡直微不足道。這些錯誤裡最大的一項，就是耶森曾在他的診所裡將美沙冬分配給藥物成癮的病患。美沙冬是一種危險的藥，專門給吸毒者戒斷海洛英用。這種藥的成癮性跟海洛英一樣，因此必須嚴謹控制。柏林的內科醫生不能直接開美沙冬給有需求的病患，他們必須有針對鴉片類藥物成癮的特殊許可才可以開。對於開美沙冬處方箋必須有特殊訓練，各國的標準不一，某些歐洲國家允許一般醫師開立此藥，有的國家則要求具備特殊許可。

耶森的案子上了法庭。他嚇到了，他可能失去他的醫師執照。還好判刑很輕：短期緩刑，還有對他的疏忽進行罰款。案子本身帶來的財務後果很小，但卻因為耶森在前東柏林的房屋開發上做的蹩腳投資而放大了。身為無良開發商的受災戶，耶森發覺自己財務困窘，於是宣告破產。一同與耶森在診所中執業的弟弟厄尼幫了忙，讓他撐了過去。他形容在那段時間，行醫是他的「庇護所」。

雪上加霜的是，耶森的健康狀況開始衰退。他注意到他的腿上出現了奇怪的紅色斑點，還有奇怪的腹痛。他去了趟柏林醫學大學醫院，被診斷罹患一種極罕見疾病：腸壁囊狀積氣症；氣體在他的腸壁上聚積。這種疾病很少見，但可能致命。時值二〇〇二年，看起來耶森生命中的人、事、物都與他為敵。當他在柏林醫學大學醫院接受治療時，他決定他必須帶著僅存的積蓄離開柏林。他需要一個長假，遠離這個看似蓄意要處罰他的城市。

耶森一得知他不會死，就去旅行了。他在斯里蘭卡待了兩周，然後在新加坡待了一周，接著前往杜拜。這正是他一直尋找的遁逃。安德魯離開他之後，他一直很孤單。從沒有一個人像安德魯，耶森想念他。在杜拜，他把陳年的遺憾拋在腦後，開始與新的人約會。他的新男友不是什麼普通人，他是杜拜的一位王子。這段羅曼史對耶森而言就像是童話一樣。他的情人騎著白馬，一起在他的宮殿裡消磨時間，而且不管他去哪裡，人人都向他行禮，因為他們知道他和王子在一起。

這經歷是一章肯定生命的田園詩篇。耶森回到了柏林，精神飽滿地準備投入他的工作和研究。

第二十四章 一點也不讓人驚訝

二〇〇九年十二月，在加勒比海法國屬地聖馬丁舉辦的一場關於HIV持久性和病毒窩的研討會上，加洛的開場便針對胡特描述其柏林病患布朗的報告，提出對其正當性的挑戰。在任何科學領域裡，新人遭受質疑並不奇怪。然而，胡特令人震驚的研究結果，以及欠缺HIV研究背景的事實，引起了激烈的回應。加洛指出，胡特的報告缺乏其他名聲穩固的HIV研究者背書。他說，只有檢驗來自桌上大體的病理學家，才有資格宣稱這位病人的HIV已被治癒。

觀眾席裡有許多人認同加洛的評論，畢竟，他們已經不是頭一遭遇到一位與眾不同的病人，以及不久後便能出現治癒療法的承諾。原本的柏林病患，也就是韓恩，曾經同樣地令人振奮，他曾是許多承諾中的主題。及早且積極的治療，加上治療干擾，在此療法被揭穿不實之前，它曾在那些年被吹捧為靈藥，四處兜售。之後，使用「治癒」這字眼成了禁忌。即使胡特自身沒有使用「治癒」這個字，他強而有力的數據卻暗示如此。這裡必須替研究人員辯護的是，他們要保護病患，確認他們身為科學家和醫生，沒有建立虛假的希望。

這裡出現了對立的情況。醫病關係裡，有一種保護的特性。醫生知道，最新發表的研究也許令人振奮，但真實世界裡病患需要高標準的效度，這種振奮套到病患身上有可能會隨之蒸發。從一方面來看，研究人員通常接受的訓練是盡可能減少與研究對象的接觸。醫生將他們的手放在病患的皮膚上，但研究人員則是將病患隱藏在一串串數字和文字後面，抹去所有與人性的連結。這是有正當理由的：盲性研究能防止研究人員有意識或無意識地影響他們的觀察。若將研究人員和病患隔離，實驗就最有可能避免偏見，並產生有意義的數據。在醫生和研究人員的光譜上，胡特位於一個不上不下的位置。他不像耶森是位家庭醫師，但他的研究經驗又不足。他只是個年輕的醫生兼研究人員，試圖在兩個角色之間取得平衡。

對胡特來說，坐在觀眾群中，聽著他的研究被卓越的ＨＩＶ研究人員修理，實在很不好受。當晚，他坐在飯店的房間裡，趕緊在他的簡報加上一頁，標題為〈我們非得將這位病人碎屍萬段不可嗎？〉。隔天下午他發表演說，聽眾人數遠少於加洛的開場演講。即使如此，他的演說（標題為〈藉由幹細胞移植殲滅ＨＩＶ：是否可行？〉）非常流暢且精準地闡述他的研究。胡特的聰明才智和溫和語調使人信服。他的可信度在演說之後提高了，尤其當其他資深的ＨＩＶ科學家給予支持之後。這場在西印度群島舉辦的小型討論會，與胡特當初在反轉錄病毒和伺機性感染研討會上發表他的海報有著天壤之別。這次的會議像是催生劑一般，將胡特的研究以可以讓人理解的方式帶進ＨＩＶ社群裡，即使還沒人知道如何將柏林病患的特殊經驗轉換成對ＨＩＶ病患可行的療法。

佛契正好在加洛提出批評之前得知布朗的事，這讓他感覺五味雜陳。身為國家過敏與感染疾病研究所的所長，佛契一直對大眾和研究圈如何看待HIV領域，有著相當的影響力。由於他的看法深具影響力，遇到新的資料時，他必須保持懷疑的態度。佛契經歷過HIV研究的黑暗期，也就是報紙和研究人員都宣稱愛滋病即將終結的時期，因此他非常明白燃起虛假的希望，會造成什麼樣毀滅性的影響。所以當《紐約時報》詢問他對於這個重大的新案例有何想法，他的答案反映他一貫的懷疑性格：「這很好，而且一點也不讓人驚訝，但就現實層面來說實在不可能。」

有意思的是，有時候當結果引人注目，回過頭來看推得這個結果的過程，反而顯得平淡無奇。此時柏林病患的研究成果已經發表了，各地的研究人員都在使用曾經禁忌的「治癒」字眼，HIV的治癒於是不再看似癡人說夢了。胡特的計畫，從沒人相信的資料，變成國家過敏與感染疾病研究所所長口中「一點也不讓人驚訝」的研究，胡特只能對這樣荒誕的事情莞爾。

但就現實層面來說真的不可能嗎？布朗接受的骨髓移植治療，本身的激進特性並非微不足道。誠如我們先前討論過，它相當冒險。骨髓移植有顯著的死亡率，進行移植意味著必須經歷布朗所經歷的一切：毒物治療（為了在骨髓裡騰出空間）、可能發生移植體抗宿主疾病、長期住院，還有潛在的致命併發症。這個過程任誰都不會想主動經歷，這確實不是治療大多數HIV感染者的方式。

任何一種HIV療法，另一項必須考慮的要素是費用。骨髓移植是數一數二昂貴的療程，費用高達三十萬美元以上。布朗接受的是來自捐贈者的細胞移植手術，在美國要價約八十萬五千四百美元。這個數字看起來高得荒謬，但考量到終身抗病毒療程需花費七十萬九千七百三十一元（在沒有折扣的情況），這個費用好像也沒那麼高了。然而，這是在沒有考慮HIV病患其他醫療開銷的情況之下的數字。病患與HIV共存愈久，疾病會愈多，醫療開銷也跟著提高。在美國，存活期從一九九六年的十年，延長為二〇〇五年的二十二年。隨著存活率愈來愈高，也一一衍生其他問題。感染HIV的人較可能會提早老化，導致可觀的醫療費用。當統計學家以品質調整後存活人年（簡稱QALYs）比較各種治療方式時，他們會將這些因素都考慮進去。QALYs測量的是醫療介入之後，生命的質和量。健保公司、醫院，甚至非營利組織會再用QALYs來分析成本效益，主要就是評估醫療介入是否「值得」。任何新的HIV療法會以這個系統來評估它是否具備經濟效益。無論怎麼看，布朗接受的治療，對一位本來不需要骨髓移植的HIV帶原者而言，皆沒有醫療和經濟效益。

然而，最實質的意義，就是將我們從布朗身上看見的治療，轉換成一個在醫療和財務上可承擔的療法。

醫療和財務上的考量，是我們為什麼需要一個可行療法的原因。舒發錠是一種盛行的抗反轉錄病毒藥物，它將三種獨立的藥物治療結合在一顆藥丸裡，花費大約是每年兩萬美元。這在美國會造成問題，因為缺乏現金的州政府無法透過聯邦醫療保險計畫來支付開銷，而私人保險常常又會對每年理賠金額設上限。在這個HIV帶原者有更多選擇的時代，花費仍然是侷限因素。

除了花費之外，並非所有的病患都能找到一個對他們有效的療法。傑森在一九八八年確診為HIV帶原者，當別人跟他說找尋治癒HIV的療法是無關緊要的奮戰時，他感到憤怒。他坐在加州佩塔盧馬的家中抱怨：「他們根本不知道自己在說什麼。數十年來，我一直想辦法服用我承受不了的藥物，卻只看到我的免疫系統崩解。」他長年的夥伴李察附和著：「男同志圈再也不在乎HIV了。」即使有最好的醫療協助，傑森依然找不到一個療法可以重建他的T細胞，因此必須一直與種種疾病對抗。我們駐足在舊金山教會區的杜羅爾斯公園裡，幾乎可以看到那種混雜著悲痛的憤怒情緒，在他內心高漲。在廣泛的抗病毒藥物世界裡，我們有時忘記，仍有像是傑森和李察這樣的人還在掙扎著。

如今HIV已經較為容易控制了，但這不代表與它共存是件易事。並不是每一個人都能找到一個他們既可以承受、有效，而且負擔得起的療法。就算他們找到一個療法，感染HIV的人得面臨縮短的壽命。在美國，感染HIV的男性平均壽命只有五十八歲；相較之下，沒有受感染的男性平均壽命是七十三歲。其他國家的平均壽命還要比這更短。這不單單只是因為年齡的關係：HIV帶原者罹患癡呆症、關節炎，還有其他神經系統疾病的比率都更高。這是因為HIV會蔓延到腦部；事實上，感染ＨＩＶ的病患中，超過百分之四十都有神經系統的毛病。

病毒可以穿越血腦屏障，也就是一個隔開中樞神經系統與全身血液循環的封印，但我們用來專門對付病毒的藥物卻做不到這件事。正因為如此，病毒可以逃脫用來對付它的治療、感染人腦，並在裡面複製。一個全新的病毒群體會在大腦裡形成，其遺傳物質與血液裡的病毒不同。這個新的病毒群體會造成發炎和細胞死亡，並且與ＨＩＶ相關的癡呆症有關。

老化與ＨＩＶ之間的關聯，是ＨＩＶ研究裡相對新的領域。許多研究人員認為，對於知曉病毒如何加速老化，我們的所知仍是冰山一角。由於大多數研究著重在預防，少有研究著墨於如何控制ＨＩＶ對超過五十歲的人的影響。然而，隨著病人藉由新一代的抗病毒藥物活得更久，這些人口正在增加。

ＨＩＶ會消耗免疫系統。我們體內的每個細胞都內建一個倒數計時器，在凋零、死亡之前能分裂的次數有限。ＨＩＶ刺激免疫系統，使它以發狂般的速度分裂，因為它急著要提供足夠的細胞來對付病毒。這就是為什麼一些科學家認為，在病毒大量毀滅T細胞群之前，若能早點開始治療，平均壽命會顯著提高。雖然這仍有爭議，一些研究結果已經顯示，及早治療平均來說可以延長壽命超過十年。

若是我們有足夠的錢，若是能找到我們可以接受的抗病毒藥物組合，而且如果早點開始，那麼我們就可以與ＨＩＶ共存很久。問題是，這三個條件不一定容易達到。我們的背景和情勢都是障礙，而且這些障礙許多人跨越不了。這就是為什麼光是製造新的ＨＩＶ藥，以保持在不斷變異的病毒前頭是不夠的。我們需要一個能達到功能性治癒的療法。

以韓恩的成功療法為基礎的大規模臨床試驗都失敗了。這些試驗都只抓到韓恩的療法的片段，但沒有一個完整複製他的經驗。這背後有許多原因。一方面來說，找到新感染ＨＩＶ的人並不容易。許多人跟韓恩不一樣，無法那麼精確知道自己受感染的日期，而且即使他們知道，他們也可能不願意盡速就診。韓恩之所以能夠接受如此提早的治療，是因為他與耶森的交情。他有一個他信任且親近的家庭醫師，但是像這樣的年輕人並不多，特別是這些大規模測試所在的美國。在美國，十五至二十四歲的年輕男性最不可能經常給家庭醫師看診。就算他們懷疑自己受到感染，他們通常缺乏接觸醫療專業人士的管道，來替他們指引方向。這是測試及早治療的臨床試驗中最主要的絆腳石。要召集感染後迅速確診、處在疾病相似階段的病患，實在是一件困難的事。因為病患之間存在太多變異，試驗可能毫無結論，甚至連何時該開始治療都無法提出建議。這真是太令人沮喪。

進退維谷的情況產生了。唯一能讓新感染ＨＩＶ的人及早尋求治療的方法就是提供強而有力的科學證據，證明及早治療對病情有助益。然而，取得這些證據的唯一方法就是說服更多的人，在感染ＨＩＶ時早點加入試驗。

韓恩不僅接受及早治療，他也早已服用一種強效的癌症藥物。不幸的是，由於沒有一個大規模試驗複製他的經歷，根本無從得知韓恩被治癒的各種因素分別有什麼影響。出乎意料地，布朗被治癒的案例中也有類似的問題。雖然布朗的治癒很可能是間接受到他基因優勢的影響（抗ＨＩＶ的 Delta 32 突變），但是布朗也接受了雜燴般的其他治療，可能對他的治癒也有影響。這些包括條件反射治療、移植體抗宿主疾病，還有幹細胞移植本身。要計算這些因素對於他的治癒的影響是不可能的。兩個柏林病患的案例中，都可看到奇特的現象：醫生治好了ＨＩＶ病患，但科學家仍在爭辯治癒是怎麼發生的。

韓恩和布朗的案例，由於他們的個人基因變得更加複雜。布朗在進行移植前，他的 Delta 32 基因突變是異型合子。大多數人有兩個可以運作的 CCR5 基因，但布朗只有一個。這意味著他的基因有先天的優勢。但這個基因優勢是如何影響他的治療呢？這不可能測量出來。韓恩的ＨＬＡ（掌管免疫系統的基因）組成也不尋常；事實證明，韓恩的ＨＬＡ型是 B*57。

具有這種特定亞型ＨＬＡ的人，更可能成為那種身分特殊的ＨＩＶ非凡控制者。儘管如此，雖然那些基因能夠控制病毒的人中，較多是屬於這種ＨＬＡ亞型，但是大多數有這種ＨＬＡ的人，不能控制ＨＩＶ。再說，韓恩沒有 B*5701 基因（一種 B*57 的亞型），這個基因最常與非凡控制者相關。韓恩的症狀，跟非凡控制者不符，甚至跟演變成愛滋病速度很緩慢的人（稱為「緩慢進展者」）也不符。那是因為韓恩的情況與基因本身天賦異稟的非凡控制者不同：韓恩在感染ＨＩＶ後有高量的病毒，衰弱的免疫系統讓他飽受感染之苦；他開始抗病毒治療，但病毒又在他中斷療程時增加。他也沒有蘊藏ＨＩＶ控制者體內會有的跛腳病毒；這種跛腳病毒讓他們的免疫系統在沒有藥物的協助下，仍具備消滅病毒的能力。無論如何，韓恩擁有 HLA-B*57 基因的事實讓人困惑。

對那些與治療柏林病患密切相關的醫生來說，因為病患的個人基因所引起的爭議看起來很愚蠢。耶森和利斯維茲都認為，韓恩之所以能被治癒，是因為他所接受的治療，以及治療時間及早開始之故。但是，其他研究人員則提出，他能控制病毒是因為他個人基因所致。在缺乏後續研究的情況下，我們恐怕永遠無法完全排除，他能被治癒有可能跟 HLA-B*57 基因有關。同樣地，胡特相信布朗能被治癒，是因為他接受了抗ＨＩＶ細胞。其他研究人員也懷疑這件事，一如他們對韓恩的治癒有疑問。他們認為，布朗能被治癒，可能源於他的治療中其他各式各樣的醫療層面。我們只能說：一個驚人的醫療發現會被懷疑檢視，一個細節也不會放過。

就兩位柏林病患而言，他們個人的基因似乎阻擋了顯而易見的事實：兩位男性都有ＨＩＶ，而且都被治癒了。兩個案例都陷在爭議和科學爭論的泥沼裡，但在其核心的是，兩個案例代表著治療ＨＩＶ的一種新的思維，並且體現出治癒的新策略。現在的問題是：如何運用科學家透過這些個別案例所學到的知識，來探知新策略？畢竟，雖然兩位柏林病患的ＨＩＶ被治癒，但這種治癒方法沒有人會想要。科學家必須從這些案例中得到啟示，將這些想法轉換成每個人都適合的療法。單獨來看，柏林病患是異常的案例。柏林病患不是解答；科學家承諾ＨＩＶ可以被治癒，而柏林病患只是實踐承諾的誘因。

第二十五章 兌現承諾

影片一開始，我們看見懷海德躺在醫院的病床上，她只有六歲。艾瑪（她喜歡被這麼叫）穿著紫色的衣服，這是她最愛的顏色。她光著頭，數回的化療早已剝光她那曾經厚實、棕色的頭髮。她坐著不動，平靜地看著醫生，他們正在輕聲地向她解釋每個放在她體內的管子的作用。在二〇一〇年，艾瑪五歲的時候，她被診斷罹患急性淋巴性白血病，或者稱ALL。這種白血病與布朗患的那種相當近似。就像在一個有HIV的人體內，突擊T細胞無法獵殺所有受到病毒感染的細胞一樣，白血病患的突擊細胞要獵殺癌細胞也遭遇困難。

艾瑪做了一年的化學治療後，得知她的白血病再度出現。復發是一個很糟糕的徵兆，這使得她擊敗癌症的機率從百分之八十到九十，降至低於百分之三十。她開始接受強勁的化療，並且安排在二〇一二年二月進行骨髓移植。這跟布朗所經歷的程序完全一樣：骨髓移植會促進她的免疫系統，供給她所有被癌症殺死的珍貴免疫細胞。然而就在移植前兩周，艾瑪得知她無法接受移植。她的病又復發了。在她父母祈禱著奇蹟發生的同時，艾瑪又開始接受化學治療。她的選擇減少了。從一根置於艾瑪的脊椎裡的粗針抽出來的骨髓細胞顯示，有百分之七的細胞是癌細胞，化學治療沒有效。艾瑪和她的父母只剩下一個選擇：費城兒童醫院的一個高實驗性質臨床試驗。他們已經拒絕這個臨床試驗一次了。這是個令人膽顫心驚的過程，而艾瑪將會是第一個參與試驗的兒童。

這個臨床試驗稱為CART-19，它將會從艾瑪血液中隔離取出T細胞，然後透過基因工程使細胞能夠專門辨識潛伏在她體內的癌細胞。我們如何將T細胞轉化成殺死癌症的機器呢？如同上面提到的，這個伎倆需要HIV。裘恩是試驗的領導研究員，他知道HIV擅長侵入細胞。為了安全地利用病毒的這個特性，裘恩運用了一個被拆分的HIV變體，然後移除那些讓病毒變得危險的所有部分。遠在三千哩外加州的薩亞，他所進行的基因治療，用的是與這個試驗一樣的載體。然後，裘恩將細胞需要用來對付癌症的資訊黏在病毒的空殼上。HIV的功用，就是打包所有瞄準癌症時，細胞所需的資訊。就像披著狼皮的羊一樣，病毒能夠入侵T細胞。一旦進入細胞內，病毒並不會接管細胞的機制來複製自己，而是傳送消滅癌細胞的藍圖。這個藍圖是一個嵌合抗原受體，或稱CAR。這是T細胞受體（或稱TCR）經操作後的變體，是一種位於T細胞表面的分子，而且是我們控制自身免疫系統的關鍵之一。藉由修改TCR，研究人員改變了免疫系統對入侵者的反應。裘恩使用的CAR，是由位於B細胞表面的信號分子所組成。基因療法替換決策T細胞該殺哪個目標，於是它們傾全力攻擊骨髓裡和身體其他那些滋養癌症的B細胞，以及它們的前驅細胞。

二〇一二年四月十七日，艾瑪成為第一位接受 CART-19 的小兒病患。她的T細胞從她的血液中隔離出來，然後施予夾帶殺癌藍圖的改造HIV。在三天的療程裡，這些T細胞被重新灌入她的體內。要花上漫長的十天，才能知道T細胞是否善盡職責，殺死癌症。然而，只過了三天，艾瑪就病得厲害。她發著四十．五度的高燒，而且開始神智不清。她被緊急送進小兒急診室，在那裡她呼吸減弱，而且她的血壓低得危險。在沒有別的辦法之下，她被施以類固醇，醫生知道這一步可能會殺光基因工程改造的T細胞。但艾瑪命在旦夕，基因療法已經顯得不重要了。

在卡夫曼的短片《以毒攻毒》中，裘恩描述了接下來發生的事情：「那就像暴風雨後的平靜。雲散了，然後她醒了，血癌沒了。」裘恩他眼眶泛著淚，聲音顫抖著說：「當那孩子挺過來後，我們也學了一課，這真是太棒的大事。」艾瑪活了下來，她的癌症也緩解。如今，她是個美麗的小女孩，有著一頭棕色的波浪般的頭髮，而且依舊愛著紫色。

啟發艾瑪所接受的基因療法的，是試圖複製布朗治癒療程的研究。布朗的經驗不僅僅影響HIV治療研究的路線，更影響癌症基因療法的走向。這是因為裘恩能夠根據T細胞修改（HIV基因治療試驗裡，以 CCR5 為目標來修改的T細胞）時所得到的教訓，使艾瑪受到的療程更臻完美之故。

裘恩的徵兵號碼是五十，這不是個好數字。在一九四四年至一九五〇年出生的任何一位美國男性，徵兵號碼若少於一百九十五號，就會被歸類為 I-A，然後被要求報到從軍。裘恩知道那個號碼代表的是什麼，他必須去越戰前線作戰。這是一九七一年，而他剛從高中畢業。兩年後，戰爭結束了，但裘恩的軍旅職涯才正開始。他進了安納波利斯美國海軍官校；之後，裘恩為了要「掌控他的命運」，決定學醫。這是一種把握多年義務服役的方法。到了一九八〇年代初期，他已經成為一小群醫生中的一份子，他們被選往日本學習一個複雜的程序：骨髓移植。

對美國軍隊而言，這個行動與治療癌症無關。一九五〇年代，隨著對核戰的恐懼升高，美軍認為輻射中毒對民眾來說是個相當大的威脅。曼哈頓計畫期間，一群科學家觀察到脾臟似乎能夠屏障輻射中毒。依據這個觀察，他們在一九五一年對老鼠進行首次骨髓移植。這個成果非凡：過程是將從骨髓裡提出的幹細胞重新灌入老鼠體內，這能夠將動物從一劑致命的輻射中拯救回來。

裘恩從名家湯瑪斯那裡學習骨髓移植技術；湯瑪斯是在一九五六年第一位對人體進行骨髓移植的人。湯瑪斯的成就大幅提升了像布朗這樣的病患的存活率，也讓他於一九九〇年獲得諾貝爾醫學獎。裘恩對癌症研究的興趣被激發，但當他得知在日本的計畫不能繼續時，他感到失望。這純粹因為軍中沒有進行癌症研究。由於他無法再研究癌症，他決定轉向海軍官校正開始大力投資的感染性疾病計畫：ＨＩＶ。如果由他自己決定的話，他不可能選擇像癌症和ＨＩＶ差異這麼大的訓練，但正是因為軍隊之故，裘恩擁有完美的背景，讓他發展出一個治療兩種疾病的全新療法。

在一九九〇年代中期，裘恩在位於馬里蘭州的貝塞斯達，現今稱為華特里德國立軍事醫療中心工作。隔著一條街，中心對面就是國立衛生研究院。當時，一位博士後研究員前來應徵他實驗室裡的一個職缺。里凡來自一個科學世家，從高中開始就在實驗室工作。當他應徵裘恩的實驗室職缺時，他坐在他出生的產科病房正上方兩層樓之處，這有如前兆一般。里凡加入裘恩的實驗室；他身為一位博士生，很高興成為醫院環境的一份子。

里凡和裘恩開始探究如何使T細胞在人體外生長。當時，在實驗室裡培養T細胞是一個重大的挑戰，需要用複雜的方式混合訊息傳遞分子，或者是運用樹狀細胞。不難想像，對於研究HIV的人來說，這情況並不好。研究人員需要一個簡單的方式來模仿人體細胞內的病毒。裘恩和里凡處理了這個問題，方式是製造一個人工樹突細胞。樹突細胞是一種全身上下都會產生的免疫細胞。它們被稱做樹突，因為它們有像樹一樣的有趣外形：細胞的邊緣分支出去，像是樹根一樣。除了其他功能之外，它們向T細胞提供信號，告訴細胞要熟化。裘恩和里凡培育了一個人工的樹突細胞：一個細小的珠子，可以在T細胞裡誘發相同的效果。人工細胞相當成功；每兩周將它們加入培養的T細胞中，T細胞可以輕易地在培養箱中成長。但是，當他們對從HIV帶原者身上取得的T細胞進行同樣的技術時，奇怪的事情發生了。一度蘊藏病毒的T細胞，突然能抵抗HIV感染。這是個謎：人工的樹突細胞如何賦予抵抗HIV感染的能力？

答案在他們一九九六年發表論文之後才撥雲見日：在培養箱中培養的T細胞沒有表現CCR5。人工樹突細胞除了告訴T細胞要熟化之外，也將 CCR5 從細胞表面清除。沒有 CCR5，HIV就無法感染細胞。

裘恩和里凡繼續他們的研究，這些觀察讓他們印象深刻。裘恩將他們的實驗室遷到賓州大學，並在二〇〇四年接受一位老朋友拜訪。這位老朋友是安多；在該年落腳於桑加莫生物科技公司之前，他曾短暫任職於好幾家不同的生物科技公司。他為裘恩帶來了一個瘋狂的點子：用「星際大戰法」來治療HIV。安多假設，他們「是否可以打倒HIV進入T細胞所需要的輔助受體？」這主意聽起來瘋狂，但更瘋狂的是安多持有的資料。他們能夠打倒輔助受體的效力只有百分之一。耗時間和金錢在這樣沒效率的科技上真是瘋了。若是其他人，而不是他的朋友安多提出來，裘恩有可能否決整個概念。但事實就是，裘恩告訴里凡這個點子，然後不屑一顧地加了一句：「是啦，最好這樣可行。」

藍菲爾在一九九五年創立桑加莫生物科學公司。出於對基因療法的強烈興趣，藍菲爾曾替索馬堤克斯工作，這是搭上基因療法風潮的創投公司中的一家業主。就基因療法而言這是個具挑戰性的時期，幾乎每個藍菲爾想要取得的基因都已經有人擁有，智慧財產權上的限制正在弱化這個新產業。藍菲爾坦言：「這很不理想，你只能取得你有辦法得到的東西。」

在協商這些複雜交易的過程中，藍菲爾開始關注錢卓拉斯蓋倫的研究。錢卓拉（朋友都這麼叫他）曾是約翰霍普金斯大學柏格研究室裡的博士後研究員，當時他創造了鋅指核酸酶（ZFN）並且取得專利；這是一種小型的基因校訂機器。為了製造它們，錢卓拉將兩種從自然界借來的機制放在一起。第一種是鋅指，鋅指在研究非洲爪蟾的RNA時首度被發現。科學家納悶著這種生物的RNA如何堅固地黏著在特定一種蛋白質上。他們發現，祕密在於一種蛋白質的特殊結構，它有著拉長如指狀的結構，以鋅離子為中心連結在一起。自然界中有這麼一個完美的例子，說明如何瞄準特定的DNA並將之抓起來，這個東西就是鋅指。錢卓拉將幾種鋅指蛋白質縫合在一起，然後將它們附著於一種能切割DNA的酵素上。這些酵素稱為限制酶，首度在細菌裡被發現。神奇的是，細菌用這些酵素來擊退病毒。酵素將侵入者DNA從原生的DNA裡剔除。這些酵素是分子生物學和人工繁殖的有力工具，讓科學家切割他們所處理的DNA，再重新排列。錢卓拉將鋅指的DNA抓取力和限制酶的DNA切割能力結合，創造了一個全新的工具。

不過，索馬堤克斯對鋅指核酸酶興致缺缺，但這沒有阻礙藍菲爾，他知道他已經找到一個強大的新科技。在捲入延宕基因療法的智慧財產法律問題後，藍菲爾很感激有這個全新方法來塑造基因。他決定孤注一擲，成立了自己的公司。靠著家人和朋友，他籌措了七十五萬美元來開創他的事業。回想那些年時，藍菲爾說他「應當很害怕才對」，不過那些年卻令人感到振奮。

用這個來對付HIV的想法是數年後，安多加入公司時才有的。他和桑加莫的科學主幹事葛雷格利構思了一個計畫，想用鋅指核酸酶的專一性以攻擊HIV進入T細胞所需的輔助受體。

每個鋅指都設計成只黏附在基因的特定部位。桑加莫為HIV設計的鋅指核酸酶專門瞄準CCR5，而且只會瞄準CCR5。鋅指會與DNA的十二個鹼基黏合，鹼基就是組成DNA的A、T、G、C字母。若要打倒CCR5基因，只抽出單股DNA是不夠的，因為細胞會修復它。應該要將編碼CCR5的雙股DNA切割，因為細胞沒辦法好好修復雙股斷裂。我們的修復酵素需要互補的一股所包含的訊息才能重建基因。這就像是破壞一棟建築，如果只拆掉一片牆，只要依著剩餘的牆的結構就很有可能修復。但假使我們拆掉所有的牆，建築就完了。

因為這個理由，兩種鋅指核酸酶被送往細胞核。每個鋅指朝著它特定的目標前進：編碼CCR5基因的單股DNA（見左圖）。鋅指黏住DNA，將分子牢牢抓住。只有當DNA已經在其掌中，鋅指核酸酶才會開始進擊。如果各自行動，任何一個酶都沒有切割DNA的能力。但當兩個鋅指核酸酶完美排列，它們就成了一個二聚體，兩半合一，精準的切斷兩股DNA。這就是對付HIV的方法。使用專門針對CCR5的鋅指核酸酶，它們就能將在T細胞表面的CCR5一掃而盡，阻擋HIV進入細胞。

基因療法有潛力作為疫苗，防止接觸病毒的健康人士受到感染。它也可以是一種治療，將病毒從那些蘊藏病毒的人體內消滅。這是一個極為創新的方式，可能太過創新了。對大部分頭一次聽到這個方法的科學家而言，這實在太瘋狂了。

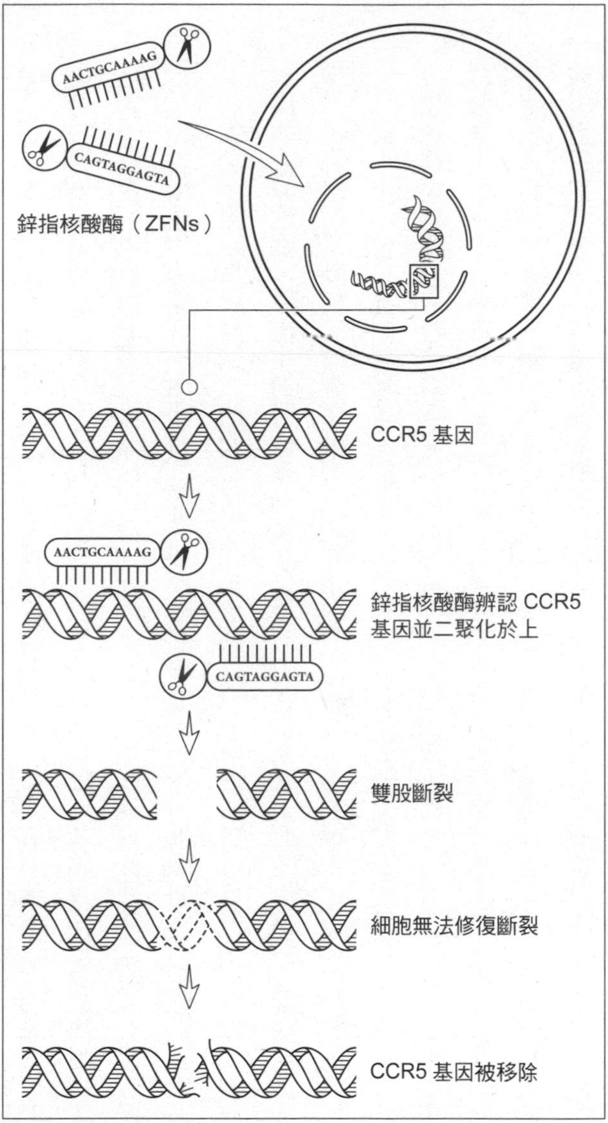

鋅指核酸酶將 CCR5 移除的方式。兩個鋅指核酸酶被送往細胞，每個都包含能夠黏附在 CCR5 基因的部位。當它們都黏著在基因上，伴隨著它們的限制酶會結合並且讓兩股 DNA 斷裂。被施予鋅指核酸酶的細胞沒辦法製造 CCR5 蛋白質，因此將 HIV 阻於門外。

裘恩也不例外。儘管如此，因為命運之故，裘恩的背景可說是為這個不尋常的計畫量身訂做的。他在一九九〇年代培養T細胞的那些日子，讓他有了處理 CCR5 和HIV的經驗。他積極地追求治療癌症病患的基因療法，並且有興趣研究如何將它應用在HIV上。他有操縱和移植血液細胞的經驗。這些要件結合在一起，讓他有完全適切的經歷，來進行這個看起來瘋狂又複雜的計畫。事實上，以這個計畫所需的混合研究經驗來說，很難想像有任何其他研究人員有辦法應付。

裘恩和他的團隊不情願地拿著從桑加莫得到的 CCR5 鋅指核酸酶，在直接由病人身上取來的T細胞上，開始進行測試。他們私底下嘲笑這個方法，稱它為對付HIV的星際大戰。他們處理難搞的人類細胞，然後找到辦法讓干擾 CCR5 的方式更完善。而後，他們將細胞注入一個老鼠模型。不過這不是隨便一個老鼠模型：裘恩和他的團隊選了一個擬人化小鼠模型。

擬人化小鼠是動物模型界裡最新的趨勢。用動物模擬疾病的問題是，這永遠不能完全模仿人體內的病原體。人類疾病在老鼠身上的行為，就是會在人體裡不一樣。以HIV來說，問題相當嚴重。老鼠不會感染HIV，因此我們轉向用猴子感染模型替代。但即使是在我們的靈長類表親身上，我們也遭遇問題。除了黑猩猩以外，猿猴類不會感染HIV，但由於他們在野外瀕臨絕種，黑猩猩已經不再被用作動物模型。反之，我們用的猴子模型感染的是SIV，亦即猴免疫缺陷病毒。SIV是HIV的近親，感染模式與人類的病毒相似，但絕非一模一樣。SIV有超過四十種病毒株，各自原生於不同的靈長類物種。儘管有多樣的病毒株可以選擇，最常用於研究的

ＳＩＶ病毒株裡面只有百分之五十和ＨＩＶ的病毒株相符。

ＨＩＶ和ＳＩＶ之間最大的不同，可能在於大部分的ＳＩＶ不會導致疾病。病毒在猴子體內繁殖，卻沒有太大影響，猴子依然正常生活。隨著時間，病毒和猴子的共生逐漸修正，演化替病毒與宿主之間穩定的休戰狀態鋪平了道路。猴子可以如此，但人類不行，原因在於牠們與ＳＩＶ共存的時間比人類久，可能超過三萬兩千年。將之相較於ＨＩＶ這個只有一百年來適應我們的病毒，ＳＩＶ有的是時間來解開糾結。

因為這個理由，大部分的ＳＩＶ模型不太適合用來研究ＨＩＶ。因此，研究人員發展出SIVmac，一種從碳黑白眉猴身上取得的ＳＩＶ，然後置入恆河猴體內。恆河猴是一種在野外、天生未曾感染ＳＩＶ的猴子物種，因此牠們沒時間適應病毒，尤其是從另外一種猴子物種來的病毒。這就是為什麼 SIVmac 將表現得更像ＨＩＶ：它會致病，甚至致死。

所有曾經一路走向臨床試驗的ＨＩＶ疫苗，都是經由 SIVmac 模型測試這條路。通往這些疫苗失敗的道路，雖然導致失敗的因素數也數不清，卻都是鋪在恆河猴身上。即使疫苗能讓猴子倖免於感染ＳＩＶ，研究人員仍舊無法將之成功轉換至人類身上。兩種病毒，還有猴子和我們之間，存有太多差異了。

人類通常要七到十年才會發展出愛滋病。在 SIVmac 模型中，通常六個月內就會達到罹患愛滋的狀態。這六個不安的月份，特徵是極端高量的病毒，還有惡化的 $CD4^+$ T細胞。比較這兩種病毒的病程，SIVmac只不過貌似ＨＩＶ而已。

使用猴子模型產生的其他問題是花費（安置靈長類，以及對靈長類進行實驗，需要大型且具有足夠資金的猿猴中心），還有取得足夠的猴子本身就是個全然不切實際的事情。在統計數據全然依賴研究規模的科學界，這是個難以化解的問題。即使如此，SIVmac是唯一的選擇。它可能不是最好的，但它是唯一能測試治療ＨＩＶ方法的動物模型。

情況本是如此，但後來擬人化小鼠模型出現了。老鼠一直是動物研究的寵兒，因為要取得大量老鼠很容易，而且維護牠們並不貴。然而，老鼠的問題是，牠們和人類並不太像。最常用於研究的小鼠品系稱為B6，與人類的基因組有百分之八十五的相似度。相較之下，恆河猴的相似度是百分之九十五。差異不只存在基因裡，也存在於那些基因的表達上，有許多並不相似，特別是在免疫系統上。這展現在一個探討發炎疾病的研究，其中人類基因和鼠類基因的表達沒有相符。這些差異有臨床上的後果：用老鼠測試研發出來的一百五十種敗血症藥物中，沒有一種在人類試驗上有效。

要是有一種動物模型，能結合老鼠模型的簡易和花費，還有猴子模型的臨床相關性，那該有多好。既然自然界並不存在這種例子，研究人員就自己製造：擬人化小鼠模型於焉誕生。簡單來說，這個模型將老鼠基因改造，使牠沒有自己的免疫系統，然後對牠植入人類的細胞和組織。因為老鼠沒有免疫系統，牠不會抗拒人類組織，反而會讓人類細胞繁殖，在老鼠體內形成一個穩定的人類免疫系統。

這個模型有時候會用幹細胞來做。人類幹細胞會找到老鼠的骨髓，並將自己安置在骨髓中。從這裡開始，它們形成人類免疫系統的所有細胞，在全身的血液、腎臟、肝臟、胸腺，腸、淋巴結，甚至腦部，創造精細的組織網路。在某些老鼠身上，它們會創造出原本不存在的組織。例如，在某些沒有胸腺的老鼠身上，幹細胞可以自己形成這個器官，一簇緊密的全新人體組織，不斷地供應成熟的T細胞。

可以想像，這些老鼠很脆弱。讓牠們能被灌注人類細胞的因素，是數種造成殘疾的突變。一種典型的突變是嚴重複合型免疫缺乏症，或者更常稱為泡泡寶寶症。天生罹病的嬰兒沒有能運作的免疫系統，而且通常出生一年內會死亡。那些倖存下來孩子的必須一直處於無菌狀態。同理，有這種病的老鼠，必須一直活在無菌狀態中並受到溫柔對待。

所以，當裘恩要測試他從桑加莫取得，能切割 CCR5 的鋅指核酸酶，他決定使用擬人化小鼠。

裘恩和他的團隊拿了人類指揮T細胞，並用桑加莫能切割 CCR5 的鋅指核酸酶處理過。而後，他用培養的方式讓T細胞增生，再將它們移植到擬人化小鼠模型裡。當他讓這群老鼠感染HIV，藉以挑戰牠們時，他發現老鼠體內出現一個全新的天擇情節。HIV殺死那些沒接觸過鋅指核酸酶的T細胞，但接受鋅指核酸酶的T細胞活下來了。效力大幅提升了，從原本僅有百分之十的CCR5基因被打掉，升高至超過百分之五十。終於有個合理的數字來擊退病毒了。

感染HIV一個月後，與那些接受對照組細胞的老鼠相比，經鋅指核酸酶處理過的細胞的老鼠，有較低量的病毒。在治療群體裡的平均病毒量是每毫升八千三百個，而對照組則是每毫升六萬零一百個。此外，$CD4^+$ T細胞在那些接受特殊治療的老鼠體內也顯著高於對照組。所有的徵兆，都指向鋅指核酸酶是一種對抗HIV的新基因療法。

裘恩從他發展基因療法的研究中，了解他該怎麼做才能將新藥帶進臨床試驗階段。但他發現，癌症治療和HIV治療的募資系統相當不一樣。說服基金會和權責機關採信一個沒有根據、與傳統相左的HIV療法並不容易。在一個國立衛生研究院基因重組DNA顧問委員會的會議上，他回憶起說服這群人，說他們可以找到正確的病人群體，是多麼大的挑戰。然而，當柏林病患布朗的新聞一發布，態度就開始轉變了。突然間，就有了這麼一個活生生的例子，證明改變一個人的基因可以治療HIV。基因療法突然從一個不太可能的來源得到一劑強心針。裘恩稱布朗的故事是個「轉捩點」；他說：「在布朗之後，你可以在公開場合討論基因療法，你可以獲得金援。」這來得正是時候：當裘恩試著組織第一次用CCR5鋅指核酸酶做為HIV療法的臨床試驗時，這個消息就來了。關於布朗的故事，他說：「你要是定義『奇蹟』是非常稀有的事件，那這絕對算是一件。」

裘恩的CCR5鋅指核酸酶臨床試驗始於二〇〇九年。臨床試驗的第一階段對幾個不同療法的群組進行實驗性治療。第一組人是六位兩次不同藥物療法都失敗的病患。這是一群需要有人救的HIV帶原者：抗病毒藥物對他們沒效，或許基因治療可以介入來拯救他們。這組病人將接受一劑含有五到三十億個他們自己的T細胞（已經被鋅指核酸酶修改而不會表達CCR5）。但願，一旦這些細胞被重新注入體內後，它們面對HIV時會有個選擇性優勢，就像布朗的細胞一樣，不讓病毒迫近。

第二群病人屬於較典型的HIV感染者。這組的六位病患進行一般的抑制性治療。他們不像第一群人，他們使用抗病毒藥物沒問題。同樣地，他們接受五到三十億個自己的細胞，這些細胞已經透過基因改造，能對抗病毒。然而，這組人將經歷療程中斷，有十二周的時間他們將停止用藥。這裡的概念是，為了使基因療法有效，研究人員必須對病毒施加基因壓力。如同老鼠唯獨在面對病毒時，基因改造細胞的數量才會增加，同樣的狀況必須在人體內複製，才能看到效果。他們需要為天擇壓力製造正確的環境，而那代表他們需要病毒。

第三組則是正在進行一般的抑制性治療，但是，雖然藥物消滅了他們的病毒，卻沒有將他們的T細胞帶回到理想的數量。這組共六個病人也會接受同樣劑量，來自他們自己的改造後細胞。可是不像第二組，不會藉著停止治療來測試他們。對於這組的人來說，這樣太冒險了。

十八位病患來診所兩次，來抽取他們的T細胞。這是個無害的過程，就像一般抽血一樣。他們也在治療前後進行了直腸切片，好評估改造後細胞是否有到達身體組織。在首次進來抽血後五周，他們接收進化後的新T細胞，這些會重新注入他們的血管。所有病患會受到縝密的監視。灌入細胞四周後，第二組人將停止用藥十二周，這個療程中斷設計來賦予基因改造細胞天擇優勢。

這個臨床試驗，以它是第一次使用鋅指核酸酶來看，主要是設計來測量新科技的安全性，而非測試基因療法的效力。因此，參與者不會完全停止服用抗病毒藥，這是唯一一個可以完整測試基因療法的途徑。裘恩和他的團隊發現鋅指核酸酶是安全的，基因修改機器並沒有瞄準任何一個它們不該瞄準的基因，也沒有造成不良的反應。此外，基因改造細胞也到達大腸的黏膜，這是任何一個試圖治療HIV的療法裡的重要部分。

在治療HIV方面，結果與在擬人化小鼠模型裡的發現極為相似。無力抵抗HIV的細胞被殺死，由鋅指核酸酶修改以抵抗HIV的細胞則活下來了。這與布朗的例子很像：病毒殺死他的細胞，但對於沒有表達CCR5的新細胞則手下留情。這也像老鼠一樣：為了擴增被基因修改的細胞，HIV的存在是必要的。當基因修改細胞增加，它們就可以減少病毒並且讓T細胞激增。這些結果只有在暫時停止服藥的病人身上看見，就是第二組病患。這可能是因為基因療法需要病毒本身的天擇壓力，才能對它行使控制。這點在裘恩臨床試驗中的一位成員身上顯得更為重要。他就像布朗，是Delta 32突變的異型合子，他有一個CCR5的功能性複本，還有一個沒有作用的複本。這位被稱為川頓病患的男士，已經在基因上占了上風。他不需要抗病毒治療，就能夠完全控制病毒。跟布朗不一樣的是，他從基因治療獲得這個優勢。

這些發現是史無前例的，是第一個針對ＨＩＶ基因療法試驗成功的案例。這促使裘恩使用曾經禁止的「治癒」字眼；他說：「從我們的療程中斷研究中所取得的數據令人振奮，而且代表著ＨＩＶ／愛滋病『**功能性治癒**』的重大進展。」裘恩這種基因療法並非沒有風險，但是與骨髓移植相較，這種治療在財務和醫藥上的困難較少。此療法的花費，大約比終身服用抗病毒藥物的花費少了三十萬美元。由於這需要操作的只是病人本身的細胞，這類型的療程可以在診所裡安全進行。

裘恩對這個研究的未來感到興奮。下一步很明確：裘恩知道他們必須讓病人脫離抗病毒藥物。病人擁有的改造細胞愈多，自我控制病毒的能力就愈好。獲得更多改造細胞的唯一途徑，就是延長病人中斷療程的時間，而且有可能完全終止治療。參與第二階段臨床試驗的病患在二〇一三年加入，他們是第一批有真實可能性，透過基因療法治癒ＨＩＶ的病患。

裘恩認為，他的癌症和ＨＩＶ臨床試驗不斷地相互影響，他將這兩種相異的試驗視為「想法的異花授粉和施肥」。雖然如此，他說癌症和ＨＩＶ試驗所受的待遇不同，替新的ＨＩＶ療法爭取認同和資金困難許多。他說：「這是從事科學工作最好也是最糟的時刻。」最好是好在科學的前途似錦；最糟是糟在缺乏追求這種科學的資金。

在支持科學的資金萎縮之際，裘恩感到憂心，因為他需要有人投資，將這個有前景的臨床試驗結果，轉換成能治療各地ＨＩＶ帶原者的實際療程。他發現，傳統上有能力推動新療法上市的大型醫藥公司，對此欠缺動力。現行那些能夠控制ＨＩＶ的抗病毒藥物，讓藥廠現在就能獲得可觀的利潤，而將疾病治癒的療法引入市場需要挹注更多的資金，使得藥廠興致缺缺。

裘恩很樂觀。他相信，「只要幾位成功的病患就能讓態度立刻轉變」，而且他認為這些病患就在他那邊。他希望私人投資者能跨出信念的第一步，這是將療法帶給更廣大的病患族群所必須的。一旦這個情況發生，裘恩推論製藥產業將會追隨。不幸的是，他知道醫療研究資金的公家來源，也就是國立衛生研究院，沒有投資ＨＩＶ療法的預算。問題仍在：我們可以治癒ＨＩＶ，但有誰要資助？

在二〇一二年，布朗拜訪裘恩在賓州大學的實驗室。實驗室的牆上展示著布朗的照片。裘恩說，這「幾乎像是個宗教一樣」。他視布朗為「起死回生」的人。當布朗在實驗室的板凳和組織培養房的迷宮中移動時，他的存在似乎就鼓舞著周遭的學生和技術人員。裘恩說道：「ｎ＝１是個不可思議的事情。」在科學中，ｎ＝ｘ表示一個研究中參與者（ｘ）的人數（ｎ）。在一個唯數據是從的領域裡，參與者愈多，結果就愈令人信服。但是布朗的案子是個例外，他的故事的力量高於統計數字的意義。科學家也只是人，有時候一個偉大故事的支配力，就跟最完整的數據組一樣強大。我們不能低估一個故事對科學進程的影響。

第二十六章　有個孩子被治癒了；那又如何？

二〇一三年初，在美國喬治亞州的亞特蘭大舉行的第二十屆反轉錄病毒和伺機性感染研討會上，研究人員翻到論文編號 #48LB 時，個個目瞪口呆。這論文是一篇截稿前才發表的摘要，表示數據是全新的，從來沒發表過。這篇摘要的標題是〈一位已感染的嬰兒在極早期ART之後得到功能性治癒〉，是個令人興奮的發展。摘要的開頭寫著：「HIV治癒的單一案例，發生在經過骨髓移植的已感染成人」，指的當然是布朗。論文報告的案子和布朗的大相逕庭。一個孩子在出生後三十小時內，接受了三種抗反轉錄病毒藥物：霍洛維茲的AZT、3TC（速汰滋），和衛滋。出生第二天，醫生在小女嬰身上偵測出HIV，之後每周進行測試。在四次連續抽血中，他們用一種靈敏的PCR基礎化驗來測量HIV。嬰兒是HIV陽性。但出乎醫生意料之外，病毒在嬰兒體內慢慢地消失，在第三十天時幾乎測不到了。兩年後的今天，醫生有自信聲稱這孩子已經治癒。

又是「治癒」兩個字。但現在布朗在HIV圈內影響太大了，以至於醫生不再害怕使用「治癒」這個字眼。沒被承認但同樣地有影響力的是韓恩，也就是第一位柏林病患，首次臨床試驗及早治療的幕後推手。這個孩子身上，是兩位柏林病患給的承諾的結合。韓恩和布朗的共同經驗，是病毒窩被消滅。嬰兒接受非常早的治療，就在被母親感染之後，與韓恩得到的及早治療類似。由於孩子這麼早就接受治療，病毒窩無法在他體內立足。即使如此，與兩位柏林病患相同的是，用高感度PCR偵測到的少量病毒，存在於一小撮取自孩子的血液細胞中，即單核白血球。這就是從兩位柏林病患身上得到的聯合教訓：我們不必完全消滅病毒，而是可以藉著消滅足夠的病毒來達到一個功能性治癒，不論是透過像韓恩接受的及早積極療法，或是受布朗啟發的基因療法。

國家過敏與感染疾病研究所的所長佛契相信，這個嬰兒接受的及早治療，是通往治癒的路徑。談到這種治療的遠景，他說：「兒童會是第一批被治癒的對象」。佛契說這種話非常強而有力，因為他對這樣的主張是出了名的謹慎。佛契說他是科學家，因此「我不會為了任何事情信口開河。」即使在他的科學懷疑精神之下（身為一位對研究人員和決策者握有如此影響力的人物，一定要有這樣的重要特質），佛契談到布朗時說：「光是有人被治癒一事，就激發了很多的熱情。」這再一次說明，有時候故事的影響力比數據更重要。

二〇一三年四月，在明尼蘇達大學醫學中心，一位叫布魯的十二歲男孩被植入與布朗十分相像的細胞。這些細胞與布朗所接受的一樣，是造血幹細胞，但這次這些細胞並非來自一位陌生人的骨髓，而是一位剛出世的嬰兒。這些幹細胞源自臍帶血，亦即嬰兒出生時從臍帶和胎盤蒐集來的血液。

造血幹細胞會形成我們免疫系統的所有細胞，在臍帶血中的濃度極高，比骨髓高出十倍之多。更好的是，臍帶血幹細胞不像由骨髓取得幹細胞需要開刀，而是存在於分娩時被丟棄的副產品中。另外，骨髓細胞必須在捐贈者和受贈者之間完全配對，但臍帶血細胞不需要，因為這些細胞比起那些從成人骨髓中抽取的細胞更加原始。臍帶血細胞的原始性質，也代表它的風險少於骨髓移植。接受臍帶血移植的病患比較不會發生移植體抗宿主疾病，這是一種移植細胞攻擊宿主身體的致命疾病。

科學家評估，發現具有 Delta 32 突變，而且配對相符的骨髓捐贈者，機率是一千萬人分之一。由於臍帶血不用完全與病患的血液相符，只要找到具有 Delta 32 突變的捐贈者，事情因此簡單得多了。這正是研究人員做的事情。小男孩接受化學治療和放射性治療，企圖銷毀他充斥著癌細胞和ＨＩＶ的免疫系統。然後，他們注入天生能抵抗ＨＩＶ的臍帶血細胞。研究人員希望這個男孩可以像布朗一樣，一舉治癒他的癌症和ＨＩＶ。男孩接受突變的臍帶血細胞一小時後，布朗打電話給他，祝他好運並給他點建議：「當你可以的時候，就馬上離開床做些運動，去做你喜歡的事情，去打點籃球吧！」

帶頭研究人員韋格納歸納療程如下：「如今還有ＨＩＶ和血癌病患正等待著這樣的突破。但對那些只有ＨＩＶ的人而言，這個病人若是成功，將會驅使整個科學界去尋找可能更安全的策略，像是用基因工程的方式將突變細胞植入病人自己的骨髓細胞。」

不幸的是，在七月五號，也就是他接受移植的兩個半月後，布魯過世了。他發展出移植體抗宿主疾病，正是這種病曾差點奪走布朗的性命。雖然臍帶血移植比較不可能發生移植體抗宿主疾病，任何骨髓移植都是危險的事。布魯的死突顯的是，這類的移植只能用在因癌症而非移植不可的病患身上。他的案例雖然有著不幸的結局，卻仍然激勵在世界他處的醫生，試著用抗ＨＩＶ的臍帶血移植，治療同時遭受癌症和ＨＩＶ折磨的病患。儘管如此，如果我們要治療那些沒有癌症的ＨＩＶ病患，我們必須找到更安全的方式來轉化布朗的成功經驗。

韓恩的案例在一九九〇年代後期得到大量關注之後，隨後基於其治療的臨床試驗陸續失敗，這個領域開始對及早治療ＨＩＶ的方式更加謹慎。儘管這樣的懷疑確實有道理，有一位研究人員仍舊專注於找尋治癒方法：馬格里斯。馬格里斯在一九八五年畢業於塔夫斯大學醫學院，然後待在塔夫斯當住院醫師。在ＨＩＶ橫掃波士頓查爾斯河對面的眾多醫院之時，馬格里斯人在塔夫斯，覺得他被隔絕於這次疾病大流行之外。他渴望治療ＨＩＶ帶原者，但他們沒有半個。那番熱情帶著他到國立衛生研究院，研究傳染疾病。在那裡，他一頭栽進ＨＩＶ醫學研究的烈焰中。這是一個獨一無二的領域，讓這位年輕醫生有機會將分子生物學應用到臨床醫學上。

儘管那些有問題的及早療法臨床試驗，無法複製韓恩的特殊經驗，馬格里斯對消滅ＨＩＶ的追求讓他在ＨＩＶ研究圈中顯得特別。那時，公開談論ＨＩＶ的功能性治癒並不風行，馬格里斯卻是鍥而不捨。

馬格里斯尋找的是一種平行策略，這跟耶森當時的策略類似：耶森追求以一種癌症實驗藥物，搶在病毒窩還沒掌權之前先消滅病毒。馬格里斯對一組叫作組蛋白脫乙醯酶抑制劑的癌症藥物感興趣。這些藥的作用方式，是改變我們對自身ＤＮＡ的控制。ＤＮＡ被緊緊地纏繞在稱作組蛋白的蛋白質周圍。由於我們的ＤＮＡ是又長又龐大的鏈條，我們必須將它們纏在這些組蛋白周圍，好讓它們整齊排列。就像花園裡的水管纏繞在架子上一樣，組蛋白脫乙醯酶讓ＤＮＡ捲繞在組蛋白四周。這種酵素的存在，讓我們得以解開ＤＮＡ，讓細胞可以複製和轉譯基因的資訊。這種酵素是我們如何運用基因的關鍵。

癌症研究人員假設，藉由抑制這種酵素，他們能夠激發抑制腫瘤基因。這個基因一如其名，能夠保護細胞免受癌症侵襲。這假說是正確的：伏瑞斯特由默克集團研發，是這類抑制劑中，第一個於二〇〇六年獲得美國食品藥物管理局認證，能夠使用於癌症的藥。

馬格里斯等ＨＩＶ研究人員注意到這種抑制劑的使用。馬格里斯從一九九六年開始便持續研究這類抑制劑，當時他首度發現這種抗癌藥物是如何和潛伏的ＨＩＶ交互作用。如先前所述，若要將身體裡的ＨＩＶ消滅，主要的挑戰是病毒能夠躲在我們的ＤＮＡ裡。當它這麼做時，它被稱為潛伏病毒，因為雖然它不容易偵測到，卻能持續作為病毒來源，基本上就是個標準抗病毒藥物無法削弱的病毒窩。即使服用數十年的抗病毒藥物，而且偵測不到病毒，一旦停止用藥，病毒就會回來。正由於病毒窩之故，馬格里斯相信組蛋白脫乙醯酶抑制劑有潛力將躲在DNA裡的病毒連根拔起，就像它喚醒抑制腫瘤基因一樣。藉由展開DNA，這個藥可以揭露躲在裡頭的病毒。這時候是二十一世紀初期，而伏地諾他還沒上市。已經上市的像此類抑制劑是帝拔顛，一種用來治療癲癇和情緒失調的藥。

二〇〇四年，馬格里斯加入一個領航研究，研究中四位病患同意每日兩回，接受這種奇特的治療並持續三個月。馬格里斯和他的團隊接著量化休眠T細胞內的HIV數量。這些沒有積極分裂的免疫細胞，是消滅病毒的最大挑戰。如果馬格里斯能讓這些細胞將HIV釋放出來，他就知道他一定做對了什麼。四位病患中，有三位的休眠病毒窩大幅縮小，平均減少百分之七十五。當馬格里斯和他的同事在二〇〇五年於醫學雜誌《刺胳針》上發表這些結果時，他們在HIV圈子和知名媒體上引起轟動。然而興奮只是一時的；看似讓人期待的病毒窩消退情形，卻漸漸不見了。距首次服用帝拔顛八個月後，病毒窩回來了。如同先前無數次消滅病毒的嘗試，帝拔顛在理論上表現得比在病人身上來得好。

許多科學家面對如此令人失望的資料，恐怕都會放棄組蛋白脫乙醯酶抑制劑，但馬格里斯沒有。他推斷，問題在於找到正確的藥。他將注意力轉向另一種不同的抑制劑：伏瑞斯特，這種抑制劑對多種酵素有強力效果。這是一種他長久以來感興趣的藥，但最近才能夠進行人體測試。不幸的是，伏瑞斯特不似帝拔顛無害，它能造成DNA突變，而這可能導致癌症。馬格里斯花了三年，才說服美國食品藥物管理局准許他測試這種藥。

二〇一二年，於華盛頓州西雅圖舉辦的第十九屆反轉錄病毒和伺機性感染研討會上，一間會議室擠滿人，急切地等待馬格里斯的伏瑞斯特試驗結果。會議室沒什麼特色，它就像世界各地任何一間會議室一樣，但是裡面的群眾非常激動，他們知道有什麼事情將要發生。好幾個月了，HIV研究人員之間早在謠傳著馬格里斯的試驗，以及實驗充滿希望的結果。如今，最新的摘要裡即將揭曉結果。會議室容納不下殷切期盼聽到結果的人群；與會者還占滿另外兩間房間

馬格里斯的伏瑞斯特試驗結果規模小，卻令人印象深刻。馬格里斯有六位受試者，這六位HIV男性帶原者僅僅接受一劑藥，因為美國食品藥物管理局限制它的用量。在這樣的限制之下，研究人員之間對結果並不期待。在這六位男性中，休眠指揮T細胞裡的病毒窩都增加了，平均增加了五倍。這表示，藥物正在釋放躲在T細胞中的潛伏病毒。當時由該大學發行的新聞稿中，馬格里斯說：「這是有史以來，我們首度證明有方法可以特別針對潛伏病毒，這是邁向治癒HIV感染的第一步。」他的結果與李文的研究結果相呼應；李文是一名來自澳洲的研究人員，她在自己對伏瑞斯特的小規模試驗中，也發現類似的安全性和效用結果。研究人員期盼，韓恩被治癒所帶來的遠景，能夠藉由這個全新但類似的消滅策略實現。

如今握有八位病患的良好結果，馬格里斯已經說服美國食品藥物管理局同意他進行更大規模的伏瑞斯特測試。在一項正在進行的臨床試驗中，受試者將每周服藥三次，為期八周。

「癌症、糖尿病、多發性硬化症，你可以罹患任何一種這樣的疾病，但它們不像ＨＩＶ一樣，會讓你被歸類成『其他』。」馬格里斯的病患仍然在問他：「什麼時候會有解藥？」彷彿從來沒有人被治癒ＨＩＶ一樣。

第二十七章　鋅指一彈

在他們發想出兩位柏林病患所接受的獨特療法時，耶森和胡特有個有趣的共同特徵：他們都沒什麼經驗。胡特從來沒有治療過ＨＩＶ病患，而耶森只是非正式地測試及早積極療法，毫無執行臨床試驗的經驗。同樣地，當桑加莫將他們的CCR5鋅指核酸酶交給在南加州大學的一位研究員卡儂進行測試時，他們並沒有期望太多。

卡儂在基因療法和動物模型方面都沒有經驗，然而缺乏經驗這件事從來不曾阻止過她。成為一位科學家之前，她曾做過搖滾樂團經理還有婚紗裁縫師。挾著她迷人的英國腔、機智，還有手上一流的共同研究人員，卡儂足以說服這間小型生技公司讓她試試CCR5鋅指核酸酶。她投出野心十足的一球。她提議將鋅指核酸酶使用在造血幹細胞（所有免疫細胞的始祖幹細胞）裡。這些幹細胞將被移植到擬人化小鼠模型，然後施以ＨＩＶ來挑戰它們。

考量到卡儂從沒做過幹細胞或者擬人化小鼠模型，她的這項提議確實非比尋常。她是位年輕的助理教授，有的只是小小的實驗室和不太多的預算。然而，無視這些不利條件，桑加莫將

CCR5 鋅指核酸酶寄給她和其他的研究人員。對公司來說這沒什麼風險：卡儂或許會也或許不會將資料送回來；如果她沒這麼做，另一個研究人員也可能會。卡儂帶著一位沒什麼經驗的研究生（就是我），還有那來自加州HIV／愛滋病研究計畫所給的一點點補助金，卻能做出資金較充足的大型實驗室所不能做的事情：用鋅指核酸酶來處理難搞的幹細胞，將它們植入擬人化小鼠體內，然後以HIV來挑戰它們。病毒對免疫系統造成極大壓力。結果非常顯著：老鼠被施予由鋅指核酸酶改造的幹細胞後，發展出一個缺乏 CCR5 的人類免疫系統；沒有 CCR5，病毒就進不了T細胞。接受這基因治療的老鼠，都清除了體內的HIV感染。反之，接受假處理後細胞（亦即經過同樣操縱手續，唯一差別是沒有 CCR5 鋅指核酸酶的細胞）的老鼠，具有高量的HIV，並且演變成愛滋病。

這項令人信服的研究結果，在二〇一〇年發表於《自然生物科技》期刊。卡儂所需要的就是適合的臨床合作者，好將此科技推展到人體試驗上。正在此時，她認識了在加州杜瓦特希望城醫院工作的薩亞。他們組成一個團隊，桑加莫的執行長稱之為「夢幻團隊」。兩人想出一個大膽的計畫，將擬人化小鼠身上戲劇性的發現轉到人類身上。他們假設，這種療法的最佳受試群體，就是像布朗一樣有急性骨髓性白血病的HIV帶原者，這些是需要幹細胞移植的病人。他們遍尋不著具有 Delta 32 突變的捐贈者，因此他們做的是最接近的事情：讓幹細胞看起來像是源自於一位天生具有HIV抵抗力的人。然後，他們會將細胞重新灌入病人體內，幹細胞會漫遊至骨髓，在那邊它們將形成所有組成人體免疫系統的細胞。如同布朗的經驗，還有裘恩充滿希望的數據一樣，團隊認為細胞在面對病毒時能具有生存優勢。受到布朗的鼓舞，團隊相信他們能創造一種功能性治癒療法。

這個計畫大膽，且所費不貲。在他們將新科技推向臨床試驗之前，所需的安全性研究並非兒戲，試驗本身也昂貴。這是一個問題，因為儘管國立衛生研究院資助基礎研究，他們對朝向臨床試驗的先進研究總是退避三舍。團隊於是向加州再生醫學協會提供的新型金援提出申請。州長阿諾史瓦辛格為了因應小布希總統凍結對幹細胞研究的國家預算，成立了這個協會。在那年，從卡儂那微薄的五萬美元補助金裡生出來的資料，在加州再生醫學協會獲得最高分。這個參照布朗的案例而來的補助金申請計畫書，帶來了研究需要的資金：一千四百五十萬美元的鉅額補助。

對於有人對她的研究結果感到驚訝，卡儂仍然覺得好笑。她說：「這方法能奏效，就像是『根本理所當然嘛！』那樣。這是最稀鬆平常的事情。我那時還沒心理準備，看到其他人對這些結果嘆為觀止。」

韓瑞奇在二〇〇八年聽聞柏林病患的事情時，他正在波士頓布萊根婦女醫院內科擔任忙碌的第二年住院醫師。他馬上明白，這正是ＨＩＶ研究的走向，他認為柏林病患是「繼抗反轉錄病毒療法之後，最令人振奮的發展」。身為一位對感染性疾病充滿興趣的年輕醫生，他想要成為這十年ＨＩＶ界大事中的一份子，此時柏林案例正在改變ＨＩＶ研究人員看待未來的態度，另外「治癒」這兩個字再次開始有人使用。可惜的是，韓瑞奇太忙了，他的行程被住院醫師的沉重工作擠得滿滿的，沒什麼時間讓他做研究。

兩年後，韓瑞奇在布萊根婦女醫院擔任感染性疾病研究員，當時他正在找尋一個研究計畫。他對柏林病患的興趣，與他對一個成功計畫的需求一樣，在這些年間不減反增。韓瑞奇做為一位年輕研究人員，正處在一個岌岌可危的位置。他帶著有限的資金，渴望能有個計畫，替他帶來讓他取得醫院教職所需的論文發表和金援。對任何一位正開始在所屬領域起步的科學家來說，這是一段壓力很大的日子：資金有限，時間寶貴，而且也沒有太多教職可以分配。在這樣的壓力之下，許多醫師科學家傾向走一條簡單的路，研究比較容易完成的科學，以盡可能發表更多論文。

韓瑞奇知道，他需要一個可以讓他發表論文並且帶來補助金的計畫，但是他不想在科學上妥協。在嘗試了一個失敗的計畫後，他決定追隨胡特和柏林病患的腳步。如果科學家想將布朗的治療，轉化成各地的ＨＩＶ帶原者皆能適用的治療，他們必須了解每個治療要件在布朗最終的治癒中扮演什麼角色。布朗曾接受化學治療、調理療程，以及骨髓移植，也經歷移植體抗宿主疾病，和接受具有突變 CCR5 的捐贈者幹細胞。所有的徵兆指向突變 CCR5 是布朗被治癒的主因，這是因為布朗原本的兩個 CCR5 對偶基因中，只有一個有 Delta 32 突變，後來變成兩個都有了這個突變。這樣就合理了：布朗基因型的改變，對應到病毒本身所施加的天擇壓力，最終給予他清除病毒的能力。雖然這聽起來完全合理，沒人能肯定他治療中的其他因素沒有影響結果。高強度的調理療程有沒有可能清除病毒？或者骨髓移植本身導致戲劇性效果？這是韓瑞奇的疑問。

在他的指導教授可瑞克斯（布萊根婦女醫院的愛滋病研究主任）合作之下，他們開始找尋能夠符合條件的病患。他們需要找到具有ＨＩＶ，同時在醫療上需要骨髓移植的人。他們不會試著尋找一位像布朗一樣，天生能夠抵抗ＨＩＶ的捐贈者。他們的目標不是治癒ＨＩＶ，而是想看看接受骨髓移植會對ＨＩＶ病毒窩有什麼影響。他們假設，由於移植本身會替換許多病人自己的免疫細胞，因此會擾亂病毒窩。這和胡特「重設免疫系統的時間」的概念類似。這麼做也許還可以辨認哪些細胞是維持病毒窩的關鍵。

韓瑞奇的研究一開始時是回溯對照性質的，但在驚人的結果出現之後，變得具有前瞻啟發性。他本來處理來自已經接受療程的病患的建檔樣本，但在意外的情況下，研究人員找到了兩個建檔樣本，來自有淋巴瘤的ＨＩＶ陽性男性。兩位男性曾接受輕微燒灼治療，用藥以清除病患骨髓裡的自體細胞，好讓路給移植細胞。這相當不同於布朗接受的侵略性燒灼調理療程。因為燒灼治療程度很微小，兩位男性仍然可以繼續服用抗病毒藥。布朗那種程度更大的治療和化學治療，意味著他必須停止服藥。無論如何，結果和布朗的經驗類似，捐贈者細胞落地生根到病患的骨髓，然後隨著時間，將病患的免疫細胞替換掉。

韓瑞奇的團隊發現的事情出乎意料之外。他們原是希望能模擬休眠T細胞中ＨＩＶ病毒窩的衰退；這些T細胞在不知情的狀況下，將病毒藏在自己的DNA裡，讓目前的抗病毒藥物抓不到。然而他們發現的，是根本沒有潛在病毒。這兩位男性，分別在兩年半和三年前接受治療，看起來分別消滅了他們的病毒窩。在二〇一二年於美國首府華盛頓舉辦的愛滋病學會上，這個消息令人振奮，彷彿其中一位柏林病患給的承諾終於被兌現。隨著各處以頭條報導這則新聞，「治癒」這個字又開始流傳。美國國家廣播電台報導了這則新聞，標題是〈骨髓移植後，又有兩位病患離愛滋治癒接近一步〉。但事實上，這件事還要更複雜。

兩位男性沒有停止抗病毒治療，因此病毒是否會回復不得而知。另外，布朗的腦、腸，還有淋巴都曾進行切片檢查，以追蹤找尋HIV病毒窩，但這兩位波士頓病患沒有做任何新的切片檢查。這是一個重點，因為HIV已知會躲在這些充滿T細胞的人體組織裡。

即使能夠跨越這些障礙，仍有其他原因使得大部分患有HIV的人不能使用這個治療方式。如先前所述，主要的缺點是骨髓移植的高風險性。就像韓瑞奇自己說的：「如果你不需要骨髓移植，你就不該做骨髓移植。」

這個研究清楚地為根除病毒指引一條可行的道路。這些研究人員能夠消滅病毒窩，而這原是一個治癒HIV的障礙。雖然骨髓移植永遠不可能廣泛用來清除HIV，這個方法導出了其他科技，像基因治療和組蛋白脫乙醯酶抑制劑。

薩耶錫里昂在巴黎的巴斯德研究所擔任助理教授；他對ＨＩＶ及早治療益處的相關研究感到不甚滿意。不只是他；圈子裡許多人覺得不滿，因為我們仍然無法建議病患及早治療，也無法確認這樣能帶來什麼益處（如果有的話）。針對這一點，薩耶錫里昂決定回頭看看七百位曾接受及早治療的法國ＨＩＶ病患的醫療紀錄。這些病患以韓恩的經驗做為啟發，在一九九〇年代晚期，他們正值急性ＨＩＶ感染時接受抗病毒療法。薩耶錫里昂的研究是一種回溯式研究，不需要新的病患。這類型研究的好處是，只需要少少花費就能勘查大量病患；缺點是不能更改研究，因為它已經是過去式。在七百位病患中，有七十五位於一年後陸續停止治療，而這七十五位中有十四位沒有重返治療。這十四位病患變成所謂的 VISCONTI 群組（「針對控制者於療程中斷後的病毒學和免疫學研究」的縮寫）。

這十四位病患有幾項特徵。他們全都很早就開始治療：在感染後開始治療的時間點中位數是第三十九天。雖然不像在感染後數天便開始治療的韓恩那麼早，這群人比起當時急性ＨＩＶ的研究對象相比，開始治療的時間提早許多。VISCONTI 群組在停止治療前，持續治療的時間長短界於一年到七年之間。這也和其他較短期治療的試驗不同：這些試驗類似韓恩自行決定的療程中斷（他在開始治療後六個月就中斷了）。不像韓恩的是，這個群組接受標準治療，並沒有包含實驗性癌症藥物。和韓恩一樣，許多位病患在停止治療後經歷了短暫的ＨＩＶ數量上升。與韓恩和非凡控制者不同的是，這些病患的突擊Ｔ細胞沒有任何特殊能力來瞄準ＨＩＶ。

大約在群組停止治療七年之後，研究人員在二〇一二年於美國首府華盛頓舉辦的愛滋病研討會上宣布研究結果。這十四位病患維持著不需要治療的狀態。因為沒有一位病患有可以控制病毒的基因，他們像布朗和韓恩一樣，被宣告功能性治癒了。有意思的是，和布朗和韓恩一樣，他們被高感度PCR偵測出來，T細胞內含有微量的病毒。更令人驚嘆的是，雖然他們已經好幾年沒接受治療，這群病患中有四位連這一小撮病毒都持續在縮減。

拼圖一片片地拼湊起來。從 VISCONTI 群組得來的證據，與柏林病患提供的非正式證據，連同被施予及早治療而獲得功能性治癒的幼兒案例，完美地連結在一起。這和組蛋白脫乙醯酶試驗提供的數據也吻合。答案並非全然消滅的HIV感染；並非要將病毒消滅到絲毫不剩，而是有可能與一些仍躲在體內的HIV共存，它們是一小撮過客病毒，只是來湊湊熱鬧，但不需特地費力去限制它們。達到HIV功能性治癒的途徑有很多形式，從依據布朗的經驗而來的基因療法，到根基於韓恩發展出的及早治療，但最終都通往同樣的地方。

婉轉地說來，巴爾提摩已經有很長的一段時間，對反轉錄病毒感到興趣。一九七五年，他因為發現反轉錄酶而獲得諾貝爾獎，這是他在博士後研究時所做的事，發掘出反轉錄病毒如何入侵我們的DNA。就算在那個時候，他早就看得見潛力；他回憶道：「當我們發現反轉錄酶時，我突然想到的一件事情：這是通往基因療法的一扇門。」早期追求基因療法的人遇到了許多困難，因為這個領域實在太新了；但潛力已經在那裡。研究人員已經解出反轉錄病毒如何進入細胞，將它們的遺傳物質安插在我們的ＤＮＡ裡。也許有方法讓我們能操控這個系統，將我們所選的基因安插進ＤＮＡ。

巴爾提摩再一次被基因療法給的希望觸動的時候，他正在進行基礎免疫學研究。在二十一世紀初，他在加州大學洛杉磯分校與陳紹虞合作。他們一起測試了小干擾ＲＮＡ（siRNA）抑制CCR5的能力。這些短小的ＲＮＡ分子能夠透過ＲＮＡ干擾（RNAi）的機制來抑制基因表達。一片片ＲＮＡ的小片段與訊息ＲＮＡ（mRNA）產生鍵結，訊息ＲＮＡ讓訊息（所需的基因資訊）無法到達核糖體（即蛋白質建構工廠）。訊息ＲＮＡ像是瓶中信，一種細胞表現基因時所需的必要訊息。siRNA打破了瓶子，因此訊息永遠無法被傳遞。CCR5的訊息沒能傳遞，蛋白質就無法表現在細胞表面上。這意味著ＨＩＶ無法進入細胞，就像一個具有突變CCR5的人不會在他的Ｔ細胞表面表現蛋白質一樣。巴爾提摩和陳紹虞在二〇〇三年發表的研究結果相當有潛力，但是研究被擱置了，因為下一步是人體臨床測試這個昂貴的過程。巴爾提摩說：「我們不確定能否得到資助。」幾年後，他遇到一位對這個療法有興趣的企業家，叫做布萊頓。他們在二〇〇七年共同創立了一間小型生技公司，叫做加州免疫公司。然而，他們仍舊需要資金，才能將療法推向臨床試驗。這不太容易，因為以基因療法治療ＨＩＶ普遍被認為是個高風險投資。

二〇〇九年時，柏林病患布朗的消息一爆發，狀況就改變了。突然間，基因治療法似乎不再過分奇怪。這影響了不只是研究人員，還有資助研究人員的機構，像是amFAR（愛滋病研究基金會）。事實上，論及他們二〇一〇年頒給巴爾提摩的贊助金時，他們這樣說：「amFAR對於探究基因療法在消滅HIV感染中扮演的角色，興趣源自於二〇〇九年於《新英格蘭醫學期刊》上關於柏林一位病患的報導。」不過，巴爾提摩CCR5 siRNA療法的命運，因來自加州再生醫學協會（即前文所述，加州州立的幹細胞研究機構）的贊助而改變了。兩千萬美元的贊助金於二〇一〇年頒發，將他們鼓舞人心的基因療法帶往臨床試驗。加州再生醫學協會頒發的這項贊助，以及頒發給卡儂和桑加莫的贊助，皆是根基在布朗所帶來的希望上。在二〇一三年三月，這個計畫開始登錄第一批病患。如今，諸多瞄準CCR5的基因療法臨床試驗都動起來了，它們全建立在布朗的治癒上。

第二十八章 受虐的人、被尊敬的人、鍥而不捨的人

胡特的論文開頭是這樣寫的：「一位剛被診斷罹患急性骨髓性白血病（FAB M4 亞型，有正常細胞遺傳特徵）的四十歲白人男性，出現在我們的醫院裡。」然而，在冷冰冰的科學事實背後，是集人性經驗之大成。在布朗的HIV治癒之後，他的旅程並沒有停止。他已經不是一九九五年進入柏林醫學大學醫院時的他，經歷了化學治療、腦部切片、燒灼療法，還有骨髓移植。這些已經足以改變任何一個人。布朗走路有些跛，說話慢而輕柔。他有時會感到困惑，這是一種副作用，隨著歲月會日漸好轉。

二〇一一年，布朗搬到舊金山。待在德國十年之後，布朗對於回到故鄉感到興奮，但在美國的情形並不像在歐洲那樣簡單。在德國，布朗接受政府金援，供給他食宿與醫療照護。這很重要，因為以布朗的狀況來說，他無法工作，卻仍然需要諸多醫療照護。

許多人認為，因為布朗是柏林病患，被廣為宣傳是第一位HIV被治癒的人，他日子一定過得還不錯。這完完全全與事實相悖。布朗住在中國城外一個年久失修的政府公寓。他的鄰里、他

的公寓都不安全；這裡的居民經常有暴力和藥物濫用的問題。他的公寓只是一間狹小的房間，空間僅能容納一張雙人床和一個電磁爐。沒拆的包裹沿著牆排列，沒有空間讓布朗放置他少得可憐的隨身物品。害蟲難以控制；他的被褥上滿是床蝨。他有個很小的附加衛浴間，走廊末端有一間較大的公用廚房，那裡噁心到難以言喻，更不用說在那裡煮飯了。某方面來說，這公寓幾乎不是他的；他被限制訪客過夜的次數，也就限制了他與男友共處的時間。

布朗最近與馬可斯談話，他是十八年前叫布朗做HIV測試的男人。當布朗分享他的故事、他怎麼將HIV治癒，他能夠感覺到馬可斯的反彈。「但誰在乎治癒HIV呢？」馬可斯問道。馬可斯已經服用抗病毒藥超過十年，他不能為那些用藥有困難，或者無法取得藥物的上百萬HIV帶原者著想。他對布朗說：「你在浪費時間。」布朗被這些話傷了，他希望藉由分享他的艱苦經歷，他能喚起長期等待著HIV被治癒的人的熱情。一位朋友告訴他治癒不重要，這件事傷了他。

布朗對於他的時間很大方，他在美國和歐洲的研討會上演講，通常都沒拿酬勞。觀眾幾乎想不到，這位站在眼前的男人快要負擔不起日常開銷。布朗對於捐出他的血液和組織也很慷慨，他定期提供這些樣本給加州大學舊金山分校迪克斯的實驗室。科學家定期測試他的血液和直腸切片樣本，藉著超感度PCR尋找病毒蹤跡。有鑒於布朗具有微量會利用 CXCR-4 的病毒，研究人員相信他體內的病毒會快速回升。那是因為布朗接受的捐贈者細胞天生能抵抗會利用 CCR5 的病毒，而非會利用 CXCR4 的病毒。研究人員從一開始便警告胡特這會發生，因為利用 CXCR-4 的病毒通常會在感染後期冒出，然後導致疾病迅速惡化。布朗腸道內出現會利用 CXCR4 的病毒，是病毒會生長的確切徵兆，表示布朗必須重新開始使用抗病毒藥物。

令人驚訝的是，這狀況並沒有發生，而且沒人知道為什麼。研究人員假設，可能是因為：CXCR4 病毒若要生長，需要 CCR5 病毒對免疫系統進行修改或弱化。只是，對於只被感染 CXCR4 而非 CCR5 的罕見案例，這說法解釋不通。有些人提出假設，認為可能是 Delta 32 變異也賦予了抵抗 CXCR4 病毒的能力，以我們尚未理解的方式改變趨化因子的流通。也許最合理的解答是，我們能夠控制某種程度的病毒量。雖然想量化臨界點在哪裡並不容易，我們可以與某個定量的病毒共存，不會發生有害的情形。這和韓恩的經歷密切相關：他的休眠Ｔ細胞和淋巴裡也有微量可偵測到的病毒。雖然如此，他已經十五年沒有接受藥物治療了。那位被宣告功能性治癒，但Ｔ細胞內仍殘存些微ＨＩＶ的幼兒也是一樣。再次強調，這才是真正的重點：我們可能無法消除病患體內所有的病毒足跡，但我們也不需要這麼做。我們只是需要正確的工具，不論是被布朗啟發的基因療法，或者靈感來自韓恩的及早抗病毒和消滅療法，將病毒減低至我們能夠應付的程度。

尤克是迪克斯的同事，在布朗的案例上他倆密切合作；他在二〇一二年於西班牙錫切斯舉行的小型ＨＩＶ研討會上，提出這個至關重要的論點。尤克剛剛才宣布一些不尋常的研究結果。

他已經將布朗的樣本發送至全國各地的合作者手上，以測試HIV。他們使用了超高感度PCR測試HIV RNA，偵測到一個低訊號。他提出警示，說這些結果並不一致，而且由於化驗的方法，它們並不可靠。事實上，他在研討會上補充，這些結果很有可能被汙染了。PCR是利用DNA的天然鏈結力以及聚合酶的力量，來製造某特定基因或標的的無限複本。即使PCR可能非常可靠，它在單一樣本上複製愈多次，它就變得愈不可信。這是因為，在多次複製反應之後，就愈來愈少使用到原始樣本。

布朗為了將樣本交給科學家，經歷了無數的手續和切片。這些樣本來自他的血液、直腸、迴腸，和淋巴結。他甚至接受腰部穿刺，好取得他的腦脊髓液。每個過程中獲得的細胞數都很少，所以從這些細胞中複製增殖的RNA，其複製的次數多到非比尋常。這些PCR循環做得愈多，發生誤判的可能就愈大。在一次與《科學》的訪談中，加州大學聖地牙哥分校的一位HIV研究人員列治文，以這樣的方式解釋這件事：「如果PCR的循環做得夠，連白開水都能偵測到粉紅大象的訊號。」

分析中也出現其他問題。當不同的合作者定序出他們用PCR複製的病毒序列時，結果與布朗當初感染的原始病毒不符，但是合作者之間也不相符，這是受到汙染的徵兆。很明顯地，這些測試必須重做，因為它們帶來的不是解答，而是更多疑問。尤克決定分享從布朗的樣本中獲得的初步結果，做為與團隊討論HIV病毒窩的方法。或許他很天真，沒有預期這一小群科學家會被資料誤導。為什麼這情況很嚴重？任何一個顯示柏林病患可能沒有真正痊癒的徵兆，一定會擄獲所有頭條。雖然，對已經熟悉此案的人而言，布朗體內可能還隱藏著病毒這事情根本不是新聞；畢竟，在原本刊登在《新英格蘭醫學期刊》的論文裡，胡特探討了躲藏在他腸內會利用 CXCR4 的病毒的蹤跡。基本上這甚至不算是新聞了。

二〇一二年六月十一日，一位曾參與西班牙研討會的法國HIV研究人員發出一篇新聞稿，標題是〈號稱HIV治癒的柏林病患，體內仍可偵測到HIV〉。相較之下，尤克在該會議上的講座標題是這樣的：「潛在治癒干預措施，探查HIV持久性的固有挑戰」。新聞稿完全沒有提及，尤克在報告這些出了惡名的資料時，所提出的任何警告，也沒有談到這個研究非常可能受到汙染。相反地，新聞稿把尤克的研究結果，寫成是對胡特的治癒資料的「質疑」。尤克和迪克斯看到他們的資料如何在媒體上被扭曲之後，都感到相當不安。在一次接受《科學》的訪問時，尤克企圖澄清爭議，他說道：「報告的重點是，我們要如何提出這些問題：如何定義『治癒』？另外，在偵測到這樣的病毒量下，我們又怎麼知道訊號是真的？」

新聞稿說：「這些數據也提出了病患曾再度被感染的可能性。」在布朗以及其他讀者的感覺，這個暗示在影射布朗的性生活，因為布朗可能再度感染的唯一合理途徑，就是進行不安全的性行為。這些關乎私人影射的評論，透露了存在於科學家和研究對象之間的隱性嫌隙。因為我們的研究總是讓研究人員和研究對象之間保持著距離，我們喪失了同理心。對布朗來說，這件事讓他受盡屈辱，他看著大眾媒體討論他的性生活、質疑他的治癒。許多ＨＩＶ帶原者也深受其害。現在，大家困擾的是這些研究結果的意義是什麼，以及柏林病患是否真的被治癒。對先前失望無數次的ＨＩＶ帶原者來說，這種新聞只是把他們的期望消磨殆盡；另外，這種新聞也動搖了大眾對科學的信任。這件事之後，新數據資料已經顯示這些初步結果有誤；事實上，測試重複進行時，沒有一間實驗室偵測得到病毒。尤克說，布朗的治療超越了華克的ＨＩＶ控制者：「即使是文獻裡描述最卓越、最『非凡』的控制者，也具有更多曾持續感染的證據。」布朗一般被說是獲得了功能性治癒，也就是說，他體內有可偵測的病毒；但尤克甚至還更進一步說，布朗「也許已經達到根除的治癒了」，亦即完全沒有殘存的病毒。

這並不是指科學家不該對他們在研討會上聽到的結果提出疑問，或者他們不該公開談論新研究會帶來什麼。對研究人員而言，這麼做非常重要，因為這樣做能讓研究圈更加壯大。然而，我們探討研究時，必須將「人性」這個因素納入考慮。布朗不僅僅是柏林病患，以他對研究的付出，他配得上身為人應得的尊敬。

與布朗相比，韓恩的人生和布朗很不一樣。布朗的人生喧囂擺盪，韓恩的則是穩定的。他說，他的人生相對上較不受ＨＩＶ影響，這是一種許多等待治癒的ＨＩＶ帶原者所夢想的人生。如今，他已經擁有所有在二十七歲時可能想要的東西了；當時他剛剛感染ＨＩＶ。這十五年內，他都沒有服用抗病毒藥。他有他熱愛的工作，也會環遊世界，享受異國假期。他長期以來，一直有個他深深在意的伴侶。然而，他的身分卻很混亂。

他認為自己是HIV帶原者，即使他的體內已經超過十年沒有蘊藏病毒了。他並不是唯一一個有這樣的身分的人：布朗雖然已經被治癒了，但一樣也認為自己是HIV帶原者。病毒彷彿帶有一個身分標記：不管是誰曾經帶過它，無論時間有多短暫，生命就永遠被病毒改寫。「HIV帶原者」已經是兩位柏林病患人格裡的一部分，與其說是疾病，倒不如說是定義他們的一股力量。

韓恩可能將自己視為HIV帶原者，但他更難認為自己是柏林病患。由於他溫和的個性，他不喜歡將自己與媒體上戲劇化的治癒連結在一起。因為這樣，他長期的伴侶葛萊直到他們交往一年之後，才知道他是最初的柏林病患。葛萊微笑著，描述韓恩第一次邀他一同去見耶森的那個時刻。葛萊那時很緊張；畢竟，韓恩有什麼事情非得在醫生的辦公室告訴他不可？他病了嗎？可想而知，當他得知韓恩沒有疾病、沒有傳染力，而是第一位柏林病患時，葛萊有多麼驚訝。葛萊記得柏林病患的新聞報導，在柏林有個驚人的案例，有位男性的HIV被治癒了。他從未想過，自己的男朋友是這則戲劇化醫學新聞的主角。

韓恩和葛萊分享彼此的人生，已有八年之久。他們與對方的家人一起度假，也會共享美好的假期。他們是幸福情人的縮影，被愛他們的家人支持著。韓恩一直維持良好的健康狀態，沒有因為HIV感染出現長期的症狀。他這些日子幾乎沒有去想HIV的研究，也沒有密切注意該領域的發展。但是藏在他家抽屜裡的，是一張來自一九九六年，複雜的手寫時程表，這算是他留念當年承受治療的方式。

布朗的人生幾乎是這幅寧靜影像的相反。他的生活狀態糟透了。他的感情世界騷動喧囂，而且因為他受苦於癌症和HIV療程帶來的副作用，健康狀態岌岌可危。與韓恩不同，布朗殘廢了，無法工作。布朗也致力將他的HIV治癒療法帶給其他人。二〇一二年，在世界愛滋病協會的支持之下，布朗發起了提摩西．雷．布朗基金會；這是一個非營利組織，致力於籌措HIV治癒研究的資金。對一個身無分文的人來說，這看起來恐怕是個不尋常的舉動，但布朗希望，就憑著他的名字和故事的力量，能夠在科學研究資金銳減的年代，讓危險的治癒研究得到關注。

華克發現了一個方法，能為縮減中的科學資金搏鬥。他找來私人投資者；他們是天使的化身，樂意將資金投注在高風險的研究計畫上。這些來自馬克和麗莎．舒瓦茲、泰瑞和蘇珊．雷根，以及比爾和梅林達．蓋茲的私人資金，填補了財務上的缺隙。若沒有這些資源，就很難說那些有無窮潛力但資料不足的研究計畫，能走到什麼地步了。藉著這些資金，華克站在非凡控制者的肩膀（或者更正確來說，利用他們的血液）上建立一整座機構。目前計畫中的，是根基於那些身體能控制HIV的人其遺傳特性，所發展出的新療法和疫苗。

胡特發表他對布朗的研究之後的那幾年，他的生活也改變了。他的研究一開始時被忽略，然後被大肆宣揚，之後再被改寫，影響力像是洗三溫暖一樣忽冷忽熱。從刊登的學術文章和媒體的關注來看，下一步發生的事情真是出乎意料之外。柏林醫學大學醫院終止了移植計畫。隨著資金困境衝擊全歐洲的公立醫院和政府，這間醫院也難逃預算刪減。這個成功的計畫（這類計畫中，第一個治癒HIV病患的計畫）被砍了。當醫學界所有人都認為胡特會繼續他的工作，並找到另一位需要骨髓移植的HIV帶原者時，他事實上正在找尋新工作。

如今，胡特是位於曼海姆的海德堡大學輸血醫療和免疫學研究所的主任。他已經確診兩位和布朗案例一樣的HIV帶原者，他們因為罹患癌症，需要骨髓移植。他計畫利用具有Delta 32突變版CCR5的捐贈者，試圖再現布朗的成功。他與世界各地的合作者一起工作，包括桑加莫。雖然他是一位將HIV患者治癒的醫生，但他的收入並不多。他拜訪柏林時，住的是青年旅舍。胡特已經結婚並且育有一子，誕生於二〇一二年夏天。

耶森仍忙於他在柏林的行醫工作，工時很長，假日也沒閒著。他愛他的病患，總是溫柔地對待他們。他把這些年輕男性病患稱作為他的小男孩。他擔心他們，會體會他們的生命動盪。他視這些病患為他的家人。他自己的家庭對他來說非常珍貴。他與身為他行醫夥伴的弟弟，還有感染性疾病專科護士的妹妹都非常親近。他的雙親非常以兒子為榮，一年中總會來看他數次。他妹妹有個還沒青春期的女兒瑪拉，是位美麗又有朝氣的年輕女孩，耶森對她就像對女兒一樣，花很多時間陪伴她。耶森缺乏的，是一個與他分享人生的伴侶，沒人能比得上安德魯，這個離開他的人，卻也是關於柏林病患的一切，背後的靈感。耶森用好朋友、行醫工作，還有他的家人來填補這個空洞。

在一個溫暖的柏林夏夜，我和耶森坐在屋頂的平台上，俯瞰整個城市。他問我：「你覺得我該再看一次羥基脲嗎？我應該再看一次那些我給過羥基脲的病患嗎？」

我點點頭說：「你永遠不知道你會發現什麼。」

這座首都在我們腳下展開，是一幅閃閃發光、有著鮮明對比建築的傑作。一邊是東柏林十足現代的大樓，另一邊則是有著歷史感、裝飾華麗的西柏林房舍。ＨＩＶ的世界曾經看起來非常絕望，就跟歐洲本身在二十世紀經歷過的傷痕一樣。不過當晚，治癒的方法彷彿平靜地盤坐在我們的腿上……。病人繼續打著屬於自己的戰役；研究人員仍然在制度間搏鬥；醫生為了雙方受惠，也為了我們所有的人，從沒放棄嘗試將兩組人拉攏。

注釋

本書絕大部分的資訊或援引，皆節錄自各方的個人訪談內容。為使本書的參考資料能更簡單明瞭，針對各柏林病患的科學文章與大眾刊物，將彙整並羅列於各章節的參考文獻之前。

克利斯倩・韓恩——第一位柏林患者

科學報導

利斯維茲和羅利於加洛的實驗室內，首度發表羥基脲在細胞培養上可用於對抗人類免疫缺乏病毒（HIV）的報告。"Hydroxyurea as an inhibitor of human immunodeficiency virus-type 1 replication," *Science* 266 (Nov 4, 1994)。

早期由利斯維茲、羅利和耶森所發表的針對第一位柏林病患的報告。"HIV-1 suppression by early treatment with hydroxyurea, didanosine, and a protease inhibitor," *Lancet* 352 (Jul 18, 1998)。

關於第一位柏林病患其詳情的主要報告，可見於"Control of HIV despite the discontinuation of antiretroviral therapy," *New England Journal of Medicine* 340 (May 27, 1999)。

大眾刊物

許富司對柏林病患的採訪稿在 "The Berlin Patient," *New York Times Magazine* (June 21, 1998)。

在耶森與其研究同仁間引發重大齟齬的文章，在 "Ray of Hope in the AIDS War," *Newsweek* (February 23, 1998)。

濫用「治癒」（*cure*）一詞而使耶森備受打擊的小報文章，見於 "AIDS die erste heilung?" *B.Z.* (June 18, 2000)。

第一位柏林病患的始末，也在以下報章中出現：

"HIV Suppressed Long after Treatment," *Science* (September 26, 1997)

"HIV Hope in Old Cancer Drug," *The Observer* (January 7, 1998)

"Der Berlin-Patient," *Rheinische Post* (October 9, 2004)

"Das medizinische wunder,"*Tagesspiegel* (September 3, 2004)

提摩西・雷・布朗——第二位柏林病患

科學報導

胡特首篇針對柏林病患的壁報論文；"Treatment of HIV-1 infection by allogeneic CCR5-Δ32/Δ32 stem cell transplantation: a promising approach," Abstract 719, 15th Conference on Retroviruses and Opportunistic Infections, Boston, MA (2008)。

胡特首篇公布的柏林病患數據資料，在"Long-term control of HIV by CCR5 Delta32/Delta32 stem-cell transplantation," *New England Journal of Medicine* 360 (Feb 12, 2009)。

胡特後續對柏林病患進行的追蹤報告散見於"Eradication of HIV by transplantation of CCR5-deficient hematopoietic stem cells," *Scientific World Journal* 11 (May 5, 2011)；"Evidence for the cure of HIV infection by CCR5 Δ32/Δ32 stem cell transplantation," *Blood* 117 (Mar 10, 2011)；"The CCR5-delta32 polymorphism as a model to study host adaptation against infectious diseases and to develop new treatment strategies," *Experimental Biology and Medicine* 236 (Aug 2011)；"Transplantation of selected or transgenic blood stem cells—a future treatment for HIV/AIDS?" *Journal of the International AIDS Society* 12 (Jun 28, 2009)；"The effect of the CCR5-delta32 deletion on global gene expression considering immune response and inflammation," *Journal of Inflammation* 8 (Jan 2011)；"Allogeneic transplantation of CCR5-deficient progenitor cells in a patient with HIV infection: an update after 3 years and the search for patient no. 2," *AIDS* 25 (Jan 14, 2011)。

大眾刊物

要窮舉所有關注布朗的大眾刊物報導是不可能的事。因此在這裡我僅羅列一些對各研究團隊與社會大眾產生影響的關鍵文章。

許富司說服《新英格蘭醫學期刊》出版胡特論文的文章，見於 “A Doctor, a Mutation and a Potential Cure for AIDS,” *Wall Street Journal* (November 7, 2008).

布朗由於受德國著名的大眾雜誌《亮點》的專訪而獲得一大筆酬金。“Der Mann, der HIV besiegte,” *Stern* (December 8, 2010).

“The Man Who Had HIV and Now Does Not,” *New York Magazine* (May 29, 2011).

“The Emerging Race to Cure HIV Infections,” *Science* (May 13, 2011).

第一章 不願面對真相的好醫生

一九九三年的「同、雙性戀平權與解放華盛頓進軍」，在美國歷史上是最大的公民權示威運動之一。該遊行的錄像典藏於有線—衛星公共事務網路（C-SPAN）的錄像圖書館中（http://www.c-spanvideo.org/program/40062-1）。

ＨＩＶ致病的進程，包括前驅期與潛伏期的臨床描述等，皆可查閱 *Clinical Infectious Disease,* edited by David Schlossberg (Cambridge University Press, 2008)。

西里西安諾首篇鑑定出ＨＩＶ持續性病毒窩的論文，可參考“Identification of a reservoir for HIV-1 in patients on highly active antiretroviral therapy,” *Science* 278 (Nov 14, 1997).

「除非你有辦法完完全全處理到每一個細胞，否則病毒就脫離不了你。」援引自西里西安諾的一篇專訪，該文公布在“Come out, come out,” *International AIDS Vaccine Initiative Report* 9 (2005).

百分之八十三的內科醫師針對家族成員的處方用藥，報導於“When physicians treat members of their own families,” *New England Journal of Medicine* 325 (1991).

一篇講述柏林圍牆倒塌及其帶給世界的衝擊的美麗論述，於一九八九年問世。*The Struggle to Create Post-Cold War Europe* by Mary Elise Sarotte (Princeton University Press, 2009).

難以置信的是，西柏林於再統一後，仍有非法占用空屋者。他們的故事與其他相關資訊都被典藏在全國公共廣播電台的網站內（http://berlinstories.org）。

第二章　與家庭醫生的一次會診

在抗體檢測仍為陰性的個體上，以核酸檢測法診斷ＨＩＶ的感染，此法與診斷出韓恩遭ＨＩＶ感染的方法相同，該方法首見於“Identification of HIV-infected seronegative individuals by a direct diagnostic test based on hybridisation to amplified viral DNA,” *Lancet* 2 (1988).

何大一被時代雜誌評選為年度人物，其肖像登上一九九六年十二月三十日的雜誌封面。

羅氏大藥廠對其新開發出標定ＨＩＶ蛋白酶的處理技術，討論於“Rational design of peptide-based HIV proteinase inhibitors,” *Science* 248 (1990)。

羅氏藥廠的服妥美於一九九五年十二月六日通過美國食品藥物管理局（ＦＤＡ）審核，而默克集團（Merck）開發的克濾滿則約略晚三個月，至一九九六年三月十三日始獲核可。

第三章 被宣判死刑？

在伊舍伍德的回憶錄《克里斯多福與他的同類》的第二頁，作者以第三人稱的口吻說明他自己：「對克里斯多福來說，柏林意指男孩。」

對ＨＩＶ抗體檢測法運作機制的進一步闡釋，詳見於“HIV assays: operational characteristics,” *World Health Organization* (2002)。

對先天與後天免疫系統的進一步闡述，可見於*Immunobiology*, 5th edition, *The Immune System in Health and Disease*, by Charles A Janeway Jr, Paul Travers, Mark Walport, and Mark J Shlomchik (Garland, 2001)。

據美國疾控中心（ＣＤＣ）的報告估計，在九〇年代中期，約有三分之一被診斷出ＨＩＶ的病患並未回診以取得其檢測結果。“Advancing HIV prevention: new strategies for a changing epidemic–United States, 2003," *Morbidity and Mortality Weekly Report* 52 (2003)。

更多關於 OraQuick 及其他ＨＩＶ抗體的快速檢測法，可見 "A rapid review of rapid HIV antibody tests," *Current Infectious Disease Reports* 8 (2006)。

在九〇年代斷言ＨＩＶ等同宣判死亡的說法，載於 "HIV: Now and Then," *Gay Times* 415 (February 2013)。

第四章　病毒式的特洛伊木馬

拜瑞對ＨＩＶ的興趣，可見於 "The Inside Story of the AIDS Drug," *Fortune* (November 5, 1990)，亦可參見其訃聞："David Barry: Key Researcher in the Development of AZT," *Guardian* (March 8, 2002)。

加洛指出人類嗜T細胞淋巴性病毒第三型（HTLV-III）是引起愛滋病的元凶，此報告刊載於 "A pathogenic retrovirus (HTLV-III) linked to AIDS," *New England Journal of Medicine* 311 (Nov 15, 1984)。

關於反轉錄病毒及其生命周期的闡述，詳見於 chapter 3 of *Retroviruses: Molecular Biology, Genomics and Pathogenesis,* edited by Reinhard Kurth and Norbert Bannert (Caister Academic Press, 2010)。

關於尿嘧啶的外星來源說，記載於“The Surface Composition of Titan,” *American Astronomical Society, DPS Meeting* (March 2012)。

關於病毒及其分類學的討論，可見於 *A Planet of Viruses* by Carl Zimmer (University of Chicago Press, 2011)。

貓免疫缺陷病毒（ＦＩＶ）在美洲獅上的漫長演化史，闡述於“The molecular biology and evolution of feline immunodeficiency viruses of cougars,” *Veterinary Immunology and Immunopathology* 123 (2008)。

關於在非洲綠猴間傳播的猴免疫缺陷病毒（ＳＩＶ）其漫長演化史的推想，可參見“SIVagm infection in wild African green monkeys from South Africa: epidemiology, natural history, and evolutionary considerations,” *PLoS Pathogens* 9 (2012) 和“Island biogeography reveals the deep history of SIV,” *Science* 329 (2010)。

ＨＩＶ的多樣性及其與抗藥性的關聯，其詳細的討論內容可參見“HIV drug resistance,” *New England Journal of Medicine* 350 (2004)。

巴爾提摩的諾貝爾獎——其針對反轉錄酶的研究工作，可見於“Reversal of information flow in the growth of RNA tumor viruses,” *New England Journal of Medicine* 284 (1971)。

雞尾酒療法（也就是ＨＡＡＲＴ）如何在一九九六年改變了世界對於 HIV 的治療方法，

此過程詳見於“The art of 'HAART': researchers probe the potential and limits of aggressive HIV treatments,” *Journal of the American Medical Association* 277 (Feb 26, 1997)。

第五章　從抗癌戰役中借來的武器

對於二戰是否延宕了環境因子對致癌的影響評估，詳見於“Historical threads in the development of oncology social work,” *Journal of Psychosocial Oncology* 27 (2009).

關於早期對癌症汙名化的詳情及瑪莉．拉斯克的傳記細節，可參閱典藏於國立衛生研究院的“*The Mary Lasker Papers*”。援引的內容則節選自二十年前馬森專訪瑪莉的錄音，此檔案由哥倫比亞大學收藏，數位化檔案可在「著名紐約人士」網站查閱：http://www.columbia.edu/cu/lweb/digital/collections/nny/laskerm/index.html。

關於瑪莉如何說服美國國家廣播公司對「癌症」一詞的禁令，詳述於“A Tribute to Mary Lasker,” *Cancer News* 48 (1994)。

霍洛維茲第一篇研究立妥威（AZT）的論文為“Nucleosides. IX. The formation of 2', 2'-unsaturated pyrimidine nucleosides via a novel beta-elimination reaction,” *Journal of Organic Chemistry* 31 (1966)。

講解DNA複製機制的權威書籍，為 *DNA Replication,* 2nd edition, by Arthur Kornberg

(University Science Books, 1992)。

關於霍洛維茲博士的背景資訊，除了參照下列來源之外，也包含對其工作同仁與家族成員的採訪。遺憾的是，霍洛維茲已於二〇一二年九月六日撒手人寰。

"The Inside Story of the AIDS Drug," *Fortune* (November 5, 1990)。

"The Story of AZT: Partnership and Conflict," *Scribd* (2006)。

霍洛維茲所說「一些非常有意思的化合物，只等待正確的疾病到來」引自 "A Failure Led to Drug Against AIDS," *New York Times* (September 20, 1986)。

布洛德的談話與相關背景資訊，皆援引自國立衛生研究院的線上資料庫："In their own words, NIH researchers recall the early years of AIDS"，http://history.nih.gov/nihinownwords/index.html。另有一篇他所撰述的論文："The development of antiretroviral therapy and its impact on the HIV-1/AIDS pandemic," *Antiviral Research* 85 (2010)。

關於加洛於一九八四年出版的研討會專書的詳情，除了參考對其個人的採訪外，尚參照 *Virus Hunting: Aids, Cancer, and the Human Retrovirus: A Story of Scientific Discovery* by Robert Gallo (1993)。其他細節則是自海克勒的專訪中擷取出的，該採訪收錄於PBS *Frontline* program "*The Age of AIDS*" (2006)。

加洛與其團隊以 HTLV-III 此名來稱呼現今所謂的ＨＩＶ，此事可參見 "Frequent detection and isolation of cytopathic references (HTLV-III) from patients with AIDS and at risk for AIDS," *Science* 224 (1984)。

佛契所引用的「胎兒是有什麼樣的生活習慣，才會染上這個疾病？」可參照自國立衛生研究院的線上資料庫：“In their own words, NIH researchers recall the early years of AIDS,” http://history.nih.gov/nihinown-words/index.html。

有許多文獻來源指出HIV患者於八〇、九〇年代深受歧視。下列文獻記錄了一些帶有歧視的特定行為：

“Ban on deadly kiss of life,” *Sunday Mirror* (February 17, 1985)。

“AIDS: prejudice and progress,” *Time* (September 8, 1986)。

“Voices: The miracle of Ryan White,” *Time* (April 23, 1990)。

關於萊德奧特的背景及其在AZT開發中扮演的角色，可參見“The Inside Story of the AIDS Drug,” *Fortune* (November 5, 1990).。

包含「試驗就是治療」在內的抗議陳述，皆援引自對早期與近期社會運動者的採訪內容。

第六章　站出來的日子

七成誕生於一九八〇之後支持同性婚姻的人，皆列舉於皮尤研究中心的報告中：“Growing

"Support for Gay Marriage: Changed Minds and Changing Demographics," (March 20, 2013)。

《吉屋出租》劇本和音樂皆為強納生・拉森所作，於一九九六年四月成為百老匯製作，並在紐約市的納德蘭德劇院上演。

關於AZT在治療愛滋病上首次出現顯著療效的報告，見於"AIDS therapy: first tentative signs of therapeutic promise," *Nature* 323 (1986)。

3'-疊氮-3'-脫氧胸苷（BW A509U），是在第一篇闡述AZT作為抗病毒製劑的報告中所使用的稱呼。其所抗的病毒即為後來的HIV："an antiviral agent that inhibits the infectivity and cytopathic effect of human T-lymphotropic virus type III/lymphadenopathy-associated virus in vitro," *Proceedings of the National Academy of Sciences of the United States of America* 82 (1985)。

第一篇探討AZT在愛滋病患者上引起的毒性問題報告，見於"The toxicity of azidothymidine (AZT) in the treatment of patients with AIDS and AIDS-related complex," *New England Journal of Medicine* 317 (1987)。在這篇論文中，表列了百分之三十一服用AZT的病患皆需進行紅血球輸血，而服用安慰劑的則僅需百分之十一。該研究亦列出數項AZT所引起的負面反應：百分之八十四服用AZT的患者都產生了負面反應。

首篇關於AZT在臨床試驗上的報告，見於"The efficacy of azidothymidine (AZT) in the treatment of patients with AIDS and AIDS-related complex, a double-blind, placebo-controlled trial,"

New England Journal of Medicine 317 (1987)。

關於ＡＺＴ在骨髓引起的效應，在Pluda JM, Mitsuya H, Yarchoan R 等人所著的 “Hematologic effects of AIDS therapies,” *Hematology Oncology Clinics of North America* 5 (1991) 與 “Zidovudine pharmacokinetics in zidovudine-induced bone marrow toxicity,” *British Journal of Clinical Pharmacology* 37 (1994) 裡面都有詳細的討論。

ＡＺＴ開發的背景可於下面這本書的緒論中找到：*North Carolina and the Problem of AIDS: Advocacy, Politics, and Race in the South* by Stephen Inrig (University of North Carolina Press, 2011)。

“*The debate over AZT clinical trials*,” Harvard University, John F. Kennedy School of Government, Case program (1999)。

The Ethics and the Business of Bioscience by Margaret L. Eaton (Stanford Business Books, 2004)。

ＡＺＴ耗費的成本報導於 “AZT Inhuman Cost,” *New York Times* (August 28, 1989)。

寶威大藥行在一九九二年獲利四億美金，此事報導於 “Market Place: Burroughs Wellcome, Analysts Say, Is More Than Just AZT,” *New York Times* (June 10, 1993)。

關於ＡＺＴ和愛滋病社會運動者引起的文化現象，已由愛滋平權聯盟口述史企畫所記錄：http://www.actuporalhistory.org/interviews/index.html。

在ＡＺＴ的專利結束前，二〇〇二年霍洛維茲於法律訟爭中對抗葛蘭素史克藥廠（前身是寶威大藥行），以爭取ＡＺＴ的專利。關於ＡＺＴ開發的細節，可參照這場於加州中區聯邦法院中舉行的與葛蘭素史克藥廠的訴訟紀錄（Western Division, Case No. 02-5223 TJH Ex），該紀錄典藏於愛滋健康基金會。

布洛德談論美國國家癌症研究所如何製造新藥時，提及「治療虛無主義的解毒劑」，此專訪收錄在"In their own words, NIH researchers recall the early years of AIDS," http:// history.nih.gov/nihinownwords/index.html。

「完美是良善之敵」翻譯自法國伏爾泰的詩：〈懼性者〉。

第七章　辨識出在全球大流行的疫病

何大一的傳記援引自個人訪談。

在首件未知的疾病而於稍晚鑑定為ＨＩＶ的臨床病例報告中，五位具同性性行為的男子，在經洛杉磯三間醫院的生檢採樣後，確認罹患肺囊蟲肺炎。此首篇報告為"*Pneumocystis* pneumonia—Los Angeles," *Morbidity and Mortality Weekly Report* 30 (1981)。

更多關於天花的細節，詳見 *Smallpox: The Death of a Disease: The Inside Story of Eradicating a Worldwide Killer* by D. A. Henderson and Richard Preston (Prometheus, 2009)。

何大一的論文：“Time to hit HIV, early and hard,” *New England Journal of Medicine* 333 (1995) 已對HIV社群產生重大影響，並為耶森在韓恩的治療提供一部分靈感。

何大一被《時代》雜誌評選為年度人物，其肖像登上一九九六年十二月三十日的雜誌封面。

何大一在雞尾酒療法的研究被評選為封面故事：“The End of AIDS?” *Newsweek* (December 1, 1996)。

同性戀相關免疫症候群，此為媒體所創造的詞彙。此詞彙既不精確，也有侵犯人權之虞，畢竟同性性行為與該疾病並無直接關聯。在一九八二年，美國疾控中心首創了後天免疫缺乏一詞，也就是愛滋病。整件事的細節詳見“What to call the AIDS virus?” *Nature* 321 (1986)。

關於人類的白血球抗原及其在免疫系統中所扮演的角色，可查閱 *Immunobiology*, 5th edition, *The Immune System in Health and Disease,* by Charles A Janeway Jr, Paul Travers, Mark Walport, and Mark J Shlomchik (Garland, 2001)。

華克的個人經歷援引自個人訪談。

華克的第一篇論文為 “HIV-specific cytotoxic T lymphocytes in sero-positive individuals,” *Nature* 328 (1987)。

第八章　從那百分之一出來

一九九三年國際愛滋病研討會的附注可參見 "We are all Berliners: notes from the Ninth International Conference on AIDS," *American Journal of Public Health* 83 (1993)。

關於 CD4 T 細胞及其在免疫系統中扮演的角色，可參見一篇相當卓越的回顧："CD4 T cells: fates, functions, and faults," *Blood* 112 (2008)。

對「協和」臨床試驗的評判，可見 "After Concorde," *British Medical Journal* 306 (1993)。

「羅氏大藥廠付你們多少錢？」是斐舒所言，擷取自 "Once We Were Warriors: Activist Corpses Borne in Protest, Furtive Legislative Coups and the Devastation That Was Berlin," *Treatment Action Group* (2002)。該篇文章也陳述了一九九三年的研討會乃為「最讓人沮喪的愛滋病會議」。

一九九三年於柏林舉辦的第九屆國際愛滋研討會的摘要與數據呈現可在愛滋教育全球資訊系統的網站查詢：http://www.aegis.org/DisaplayConf/directory.aspx?Conf=The%20International%20AIDS%20Society-IAS。

服妥美首度由羅氏發表於 "Antiviral properties of Ro 31-8959, an inhibitor of human immunodeficiency virus (HIV) proteinase," *Antiviral Research* 16 (1991)。

關於羅氏開發服妥美的細節，詳見 *Ethics and the Business of Bioscience* by Margaret L. Eaton

(Stanford University Press, 2004)。

默克集團早期所公布的（不正確的）蛋白酶結構，刊載於“Three-dimensional structure of aspartyl protease from human immunodeficiency virus HIV-1,” *Nature* 337 (1989)。

關於雞尾酒療法的效率詳見於“Long term effectiveness of potent antiretroviral therapy in preventing AIDS and death: A prospective cohort study,” *Lancet* 366 (2005)。

有兩篇論文指出雞尾酒療法可減少六成至八成的死亡：A controlled trial of two nucleoside analogues plus indinavir in persons with human immunodeficiency virus infection and CD4 cell counts of 200 per cubic millimeter or less,” *New England Journal of Medicine* 337 (1997)，和“Treatment with indinavir, zidovudine, and lamivudine in adults with human immunodeficiency virus infection and prior antiretroviral therapy,” *New England Journal of Medicine* 337 (1997)。

第九章　但是，醫生，我不覺得我生病了呀！

聖克萊醫院中ＨＩＶ陽性病患的相關描述，來自筆者的觀察。

關於哪一個時間點對ＨＩＶ進行抗病毒治療才正確的爭辯，可以瀏覽“When to start antiretroviral therapy—ready when you are?” *New England Journal of Medicine* 360 (2009)。

ＨＩＶ的感染起始為一單一的「奠基病毒」引發，此發現震驚整個醫學界。部分人士相信此奠基病毒的特性，將導向新型疫苗的開發。此事首度刊載於“Identification and characterization of transmitted and early founder virus envelopes in primary HIV-1 infection,” *Proceedings of the National Academy of Sciences* 105 (2008)。

T細胞如何被HIV感染，並透過何種機制遭到破壞，詳見“HIV preferentially infects HIV-specific CD4+ T cells,” *Nature* 417 (2002)。

泰半的HIV於小腸中進行複製，可參見“Getting to the guts of HIV pathogenesis,” *Journal of Experimental Medicine* 200 (2004)。

大量的研究都已在小腸及其他的黏膜組織中檢測出致密的淋巴球免疫網絡，例如“Overview of the mucosal immune system,” *Current Topics in Microbiology and Immunology* 146 (1989)。

關於黏膜中的淋巴球在HIV感染上的重要性，討論於“HIV pathogenesis: the first cut is the deepest,” *Nature Immunology* 6 (2005)。

讓人驚訝的是，不管是透過黏膜徑路（直腸或陰道）感染，或者是透過靜脈，其T細胞的減少趨勢相同。此詳述於“Gastrointestinal tract as a major site of $CD4^{+}$ T cell depletion and viral replication in SIV infection,” *Science* 280 (1998)。

許多論文已指出HIV感染後，腸道內的T淋巴球即遭破壞。早期發表的其中一篇為“Severe CD4+ T-cell depletion in gut lymphoid tissue during primary human immunodeficiency virus type 1 infection and substantial delay in restoration following highly active antiretroviral therapy," *Journal of Virology* 77 (2003)。

首篇探討 CCR5 在病毒進入人體上的重要性，詳見於 "Identification of a major co-receptor for primary isolates of HIV-1," *Nature* 381 (1996)。

HIV的膜蛋白如何與人體的細胞進行融合，詳述於 "The HIV Env-mediated fusion reaction," *Biomembranes* 1614 (2003)。

每個人血液中的 CD4 T細胞的數量變化相當大，計算其變化範圍才會使數據有意義。此變化的平均數主要關乎性別和年齡，此詳述於 "Laboratory control values for CD4 and CD8 T lymphocytes: implications for HIV-1 diagnosis," *Clinical Experimental Immunology* 88 (1992)。

HIV每天約複製出一百億個單體，參見 "HIV-1 dynamics in vivo: Virion Clearance Rate, Infected Cell Life-Span, and Viral Generation Time," *Science* 271 (1996)。

HIV可透過直接或間接機制，引發細胞的大量死亡。此細胞死亡的機制詳見於 *Cell Death during HIV Infection,* edited by Andrew D. Badley (CRC Press, 2006)。

停止抗病毒療程將導致病毒的突變與抗藥性的產生，此刊載於 "Basic science kinetics of HIV-1 RNA and resistance-associated mutations after cessation of antiretroviral combination therapy," *AIDS* 15 (2001)。

第十章 Delta 32突變

首篇探討由於缺乏 CCR5 因而對ＨＩＶ的感染產生抗性的論文，參見 “Homozygous defect in HIV-1 co-receptor accounts for resistance of some multiply-exposed individuals to HIV-1 infection,” *Cell* 86 (1996)。

大部分具有 Delta 32（Δ32）的個體仍能過著健康的生活，但有少數研究指出缺乏 CCR5 基因的個體為感染西尼羅病毒的高風險群。這些研究結果彼此並不一致。我們尚無法確定 CCR5 的缺失所將引發的各種結果。其餘研究則指出，Δ32的突變對於部分疾病可提供保護，例如腦性瘧疾等。各方面的研究可參見 “CCR5 deficiency increases risk of symptomatic West Nile virus infection,” *Journal of Experimental Medicine* 203 (2006)、“CCR5 deficiency is a risk factor for early clinical manifestations of West Nile virus infection but not for viral transmission,” *Journal of Infectious Diseases* 201 (2010)、“Role of chemokines polymorphisms in diseases,” *Immunology Letters* 145 (2012)。

絕大多數的具感染性病毒顆粒都會透過 CCR5 受器進入細胞，如同何大一的論文所述：“Genotypic and phenotypic characterization of HIV-1 patients with primary infection,” *Science* 261 (1993)。

不論是透過性行為，還是靜脈注射，或者母體至胎兒等路徑，病毒都是透過CCR5遂行感染的：“Macrophage-tropic variants initiate human immunodeficiency virus type 1 infection after sexual, parenteral, and vertical transmission,” *Journal of Clinical Investigation* 94 (1994)。

CCR5 的Δ32突變，在西歐人中相當常見。“Resistance to HIV-1 infection in Caucasian individuals bearing mutant alleles of the CCR-5 chemokine receptor gene,” *Nature* 382 (1996)；“The geographic spread of the CCR5 Delta32 HIV-resistance allele,” *PLoS Biology* 3 (2005)。

胡特在醫學院圖書館中所讀到的，同時也是第一篇描述Δ32的突變與ＨＩＶ之關聯的論文，乃為“Resistance to HIV-1 infection in Caucasian individuals bearing mutant alleles of the CCR-5 chemokine receptor gene,” *Nature* 382 (1996)。

第十一章　呼叫所有非凡控制者！

《夜中之歌：堅忍的回憶錄》。*A Song in the Night: A Memoir of Resilience* by Bob Massie (Doubleday, 2012)。

華克與馬西之間的關聯，及前者對於這些非凡控制者世代的研究進程，其細節來自於個人訪談。其他細節以及「我那時一定有大聲地驚嘆一口氣。」這句話，摘錄自“Secrets of the HIV controllers,” *Scientific American* 307 (2012)。

囊腫纖維症的基因治療，詳述於“Cystic fibrosis transmembrane conductance regulator protein repair as a therapeutic strategy in cystic fibrosis," *Current Opinion in Pulmonary Medicine* 16 (2010)。

帕金森氏症的基因治療，可參見 "Safety and tolerability of gene therapy with an adeno-associated virus (AAV) borne GAD gene for Parkinson's disease: an open label, phase I trial," *Lancet* 369 (2007)。

乙型地中海型貧血的基因治療，詳述於 "Beta-thalassemia treatment succeeds, with a caveat," *Science* 326 (2009)。

遺傳性失明的基因治療，可參見由 Maguire AM, High KA, Auricchio A, Wright JF, Pierce EA, Testa F, Mingozzi F, Bennicelli JL, Ying GS, Rossi S 等人所著 "Age-dependent effects of RPE65 gene therapy for Leber's congenital amaurosis: a phase 1 dose-escalation trial," *Lancet* 374 (9701):1597-1605; 2009。

關於格爾辛傑於一九九九年在接受基因治療後導致的死亡及其對研究引起的衝擊，詳述於 "Gene therapy death prompts review of adenovirus vector," *Science* 286 (1999)。

關於流行病學及ＨＩＶ控制者的描述，可參見 "Prevalence and comparative characteristics of long-term nonprogressors and HIV controller patients in the French Hospital Database on HIV," *AIDS* 23 (2009)。

組織間淋巴球高量表現CCR5的現象，詳述於 "Expression of the chemokine receptors CCR4,

CCR5, and CXCR3 by human tissue-infiltrating lymphocytes," *American Journal of Pathology* 160 (2002)。

關於腸道在ＨＩＶ急性感染期的重要性，討論在 "Immunopathogenesis of acute AIDS virus infection," *Current Opinion in Immunology* 18 (2006)。

對人類白血球組織抗原分型與ＨＩＶ的概論，詳述於 "HIV and HLA class I: an evolving relationship," *Immunity* 37 (2012)。

ＨＩＶ控制者的身上常可發現ＨＬＡ對偶基因 B*27 和 B*57，此詳述在 "HLA alleles associated with delayed progression to AIDS contribute strongly to the initial CD8+ T-cell response against HIV-1," *PLoS Medicine* 3 (2006)。

在猴子版本ＨＩＶ非凡控制狀況上，Mamu-A*01 對偶基因的出現能夠保護靈長類免於ＳＩＶ的感染，參見 "Mamu-A*01 allele-mediated attenuation of disease progression in simian-human immunodeficiency virus infection," *Journal of Virology* 76 (2002)。

控制著ＨＩＶ，且位在 HLA-B 基因溝中的特定胺基酸，詳述於 "The major genetic determinants of HIV-1 control affect HLA class I peptide presentation," *Science* 330 (2010)。

HLA-B*57 與乾癬之關聯的探討，可參見 "HLA-B57 is significantly associated with psoriasis in Northeast Romania," *Roumanian Archives of Microbiology and Immunology* 61 (2002)。

第十二章　躲藏起來的治療

關於醫學院畢業的學生進入家醫科住院醫師的比例，公布於 “Entry of US medical school graduates into family medicine residencies,” *Family Medicine* 44 (2012)。

首篇探討羥基脲在臨床上的使用報告，在 “Hydroxyurea. A new type of potential antitumor agent,” *Journal of Medicinal Chemistry* 6 (1963)。

關於美國食品藥物管理局所核准的羥基脲其基礎的藥效反應機制，詳載於在市面販售的愛治，也就是羥基脲膠囊的商品說明上。此為美國藥典出版，屬必治妥施貴寶產品。

第十三章　第二個診斷

在美國，自二〇〇六年至二〇一〇年間，診斷出急性骨髓性白血病（ＡＭＬ）的成年患者，其五年存活率僅有百分之二十五。而復發的患者其五年存活率僅有百分之十一。此報告由國家癌症研究所公布於 *SEER cancer statistics review, 1975–2010* (2012)。

關於ＡＭＬ的一篇回顧，提及該病如何侵入組織，且其在臨床上造成的效果為何。該文刊載於 “Acute myeloid leukaemia in adults,” *Lancet* 381 (2013)。

在ＡＭＬ中可能發生的免疫抑制現象被討論在 “Commentary: does immune suppression increase risk of developing acute myeloid leukemia?” *Leukemia* 26 (2012)。

關於造血幹細胞的更多細節，可參見 *Hematopoietic Stem Cell Biology*, edited by Motonari Kondo (Humana Press, 2010)。

異體幹細胞的移植詳見 “Allogeneic hematopoietic cell transplantation for acute myeloid leukemia when a matched related donor is not available,” *Hematology* (2008)。

HIV利用 CXCR4 的病毒株在感染進程中較晚出現，此現象詳述於 “The HIV co-receptors CXCR4 and CCR5 are differentially expressed and regulated on human T lymphocytes,” *Proceedings of the National Academy of Sciences of the United States of America* 94 (1997)。

CXCR4 病毒株的致病機制詳述於 “Phenotypic and genotypic comparisons of CCR5- and CXCR4-tropic human immunodeficiency virus type 1 biological clones isolated from subtype C-infected individuals,” *Journal of Virology* 78 (2004)。

CXCR4 的缺失在鼠科動物的胎兒上具致死性，此詳述於 “Mechanism of human stem cell migration and repopulation of NOD/SCID and B2mnull NOD/SCID mice. The role of SDF-1/CXCR4 interactions,” *Annals of the New York Academy of Sciences* 938 (2001)。而缺乏 CCR5 的個體則可存活，如 “Mice with a selective deletion of the CC chemokine receptors 5 or 2 are protected from dextran sodium sulfate-mediated colitis: lack of CC chemokine receptor 5 expression results in a NK1.1+ lymphocyte-associated Th2-type immune response in the intestine,” *Journal of Immunology* 164

(2000)。

一篇關於移植體抗宿主疾病的回顧，詳見“Concise review: acute graft-versus-host disease: immunobiology, prevention, and treatment,” *Stem Cells Translational Medicine* 2 (2013)。

更多關於德國骨髓捐贈者登錄機構及德國的幹細胞移植境況，可參閱 http://www.zkrd.de/en/index.php。

透過美國國家骨髓捐贈程式對數據的累積與分析，骨髓相似度的配對已獲成功，以上資訊都可參照 http://marrow.org/Home.aspx 這個網站的內容。

考慮Δ32突變出現的年代，可以假設該突變在西歐人之所以如此常見恐與腺鼠疫有關，此假設首度發表於“Dating the origin of the CCR5-Delta32 AIDS-resistance allele by the coalescence of haplotypes,” *American Journal of Human Genetics* 62 (1998)，此理論頗具爭議。而其他嘗試再現CCR5 缺陷小鼠的選擇壓力的研究，也彼此不一致。參看“Evolutionary genetics: CCR5 mutation and plague protection,” *Nature* 427 (2004); “Evolutionary genetics: ambiguous role of CCR5 in Y. pestis infection,” *Nature* 430 (2004)、“The evolutionary history of the CCR5 Delta32 HIV-resistance mutation,” *Microbes and Infection* 7 (2005)、“The Black Death and AIDS: CCR5 Δ32 in genetics and history,” *Quarterly Journal of Medicine* 99 (2006)。

關於人類最早的一個突變，詳述於“Adaptive Evolution of the FADS Gene Cluster within

Africa," *PLoS One* 9 (2012)。

第十四章　恩慈療法例外

恩慈療法例外，詳述於美國食品藥物管理局於國會聽證會的陳詞中：*Availability of Investigational Drugs for Compassionate Use* by Robert Temple (June 20, 2001)。

根據美國疾控中心的統計調查，美國國內百分之四十四的ＨＩＶ陽性男性患者並不知道他們已患病："Prevalence and awareness of HIV infection among men who have sex with men—21 cities, United States, 2008," *Morbidity and Mortality Weekly Report* 59 (2010)。

第十五章　三種致命的疾病進場

關於在服用惠妥滋（ＤＤＩ）的困難上，有一篇令人捧腹的文章，刊載於 *Queer and Loathing: Rants and Raves of a Raging AIDS Clone* by David B. Feinberg (Penguin Books, 1995)。

關於惠妥滋的生體可用率，可參見必治妥施貴寶的包裝說明的表格十。

第十六章　家人和陌生人的慰藉

顯示出家人的支持對於女同性戀者、男同性戀者以及雙性戀者的健康造成正面影響的研究結果，包含“The health of people classified as lesbian, gay and bisexual attending family practitioners in London: a controlled study,” *BMC Public Health* 6 (2006)、“Family rejection as a predictor of negative health outcomes in white and Latino lesbian, gay, and bisexual young adults,” *Pediatrics* 123 (2009)、“Parents’ supportive reactions to sexual orientation disclosure associated with better health: results from a population-based survey of LGB adults in Massachusetts,” *Journal of Homosexuality* 59 (2012)、“A qualitative exploration of sexual risk and HIV testing behaviors among men who have sex with men in Beirut, Lebanon,” *PLoS ONE* 7 (2012)。

HIV與惡病體質的討論，詳述於“HIV-related cachexia: potential mechanisms and treatment,” *Oncology* 49 (1992)。

粒線體、抗反轉錄病毒治療，與脂肪萎縮的關聯，詳述於“Mitochondrial RNA and DNA alterations in HIV lipoatrophy are linked to antiretroviral therapy and not to HIV infection,” *Antiviral Therapy* 13 (2008)。

第十七章　抓對時機

所有引述與利斯維茲博士的相關背景資訊，皆來自個人訪談。

關於訊息RNA如何進行轉譯，可參見 *The Cell: A Molecular Approach*, 2nd edition, by

Geoffrey Cooper (Sinauer Associates, 2000)。

由利斯維茲打前鋒，締造了基因治療的趨勢，此事可詳見她的論文：“Gene therapy approaches to HIV infection,” *American Journal of Pharmacogenomics* 2 (2002)。

更多關於利斯維茲與羅利的研究機構資訊，可參見 RIGHT 的網站：http://www.rightinstitute.net。

第十八章　移植

一篇關於哪一位AML患者應當獲得骨髓幹細胞的移植，以及原因為何的回顧，可參見“Who should be transplanted for AML?” *Leukemia* 15 (2001)。

關於AML患者在二次移植後的低存活率數據，可參見“Prognosis of patients with a second relapse of acute myeloid leukemia,” *Leukemia* 14 (2000)。AML復發的成年人患者僅有百分之十一的五年存活率，此可參見“Prognostic index for adult patients with acute myeloid leukemia in first relapse,” *American Society of Clinical Oncology* 23 (2005)。

關於骨髓的調理療程如何抑制AML移植患者的免疫系統，可參見“Myeloablative conditioning regimens for AML allografts: 30 years later,” *Bone Marrow Transplantation* 32 (2003)。

第十九章　「我們可能已經消滅ＨＩＶ了」

關於臨床醫師如何應用 CD4:CD8 的比例，詳述於 “CD4 percentage, CD4 number, and CD4:CD8 ratio in HIV infection: which to choose and how to use,” *Journal of Acquired Immune Deficiency Syndromes* 2 (1989)。

西里西安諾極具影響力的論文是 “Identification of a reservoir for HIV-1 in patients on highly active antiretroviral therapy,” *Science* 278 (1997)。

在血液中休眠Ｔ細胞所占的比例及其與ＨＩＶ的關聯，詳述於 “Cellular APOBEC3G restricts HIV-1 infection in resting CD4+ T cells,” *Nature* 435 (2005)。

淋巴結為ＨＩＶ最適切的目標。此詳述於 “Lymph node pathology of acquired immunodeficiency syndrome (AIDS),” *Annals of Clinical and Laboratory Science* 20 (1990)。

福斯的論文使他參與了兩位柏林病患的治療，該論文為︰“HIV in infected lymph nodes,” *Nature* 370 (1994)。

淋巴結結構的破壞詳述於 “Human immunodeficiency virus pathogenesis: insights from studies of lymphoid cells and tissues,” *Clinical Infectious Disease* 33 (2001)。

自一九九六年起，華克發表了數篇具影響力的論文，包括 “Recognition of the highly conserved YMDD region in the human immunodeficiency virus type 1 reverse transcriptase by HLA-A2-restricted cytotoxic T lymphocytes from an asymptomatic longterm nonprogressor," *Journal of Infectious Diseases* 173 (1996)、"T cell receptor usage and fine specificity of human immunodeficiencyvirus 1-specific cytotoxic T lymphocyte clones: analysis of quasispecies recognition reveals a dominant response directed against a minor in vivo variant," *Journal of Experimental Medicine* 183 (1996)、"Strong cytotoxic T cell and weak neutralizing antibody responses in a subset of persons with stable nonprogressing HIV type 1 infection," *AIDS Research and Human Retroviruses* 12 (1996)、"Cytotoxic T lymphocytes in asymptomatic long-term nonprogressing HIV-1 infection. Breadth and specificity of the response andrelation to in vivo viral quasispecies in a person with prolonged infection and low viral load," *Journal of Immunology* 156 (1996)、"Efficient lysis of human immunodeficiency virus type 1-infected cells by cytotoxic T lymphocytes," *Journal of Virology* 70 (1996)。

ＨＩＶ和干擾素γ在 ELISPOT 試驗中的交互作用，詳見 "The role of IFN-[gamma] Elispot assay in HIV vaccine research," *Nature* 4 (2009)。

在ＨＩＶ上使用 ELISPOT 造成的問題所引發的爭議，詳述於 "The role of IFN-g Elispot assay in HIV research," *Nature Protocols* 4 (2009)。

第二十章　無法振奮人心的復原

德國國內生產毛額（GDP）回饋至燃料福利的比例與美國相較的數據，援引自“What the European and American welfare states have in common and where they differ: facts and fiction in comparisons of the European Social Model and the United States,” *Journal of European Social Policy* 20 (2010)。

在二〇〇八年於反轉錄病毒和伺機性感染研討會（CROI）會上公布的抗病毒藥：新特茲（Selzentry，藥名maraviroc），其多國多中心隨機雙盲臨床試驗（MOTIVATE）的試驗結果，可見“Efficacy and safety of maraviroc plus optimized background therapy in treatment-experienced patients infected with CCR5-tropic HIV-1: 48-week combined analysis of the MOTIVATE studies,” Abstract #792, 15th Conference on Retroviruses and Opportunistic Infections, Boston, MA (2008)。

第二十一章　試驗

華克早期針對HIV急性感染期免疫反應的論文，可見“Vigorous HIV-1-specific CD4+ T cell responses associated with control of viremia,” *Science* 278 (1997)。

急性HIV臨床試驗群 ACTG 5025 試驗本身，即為“A study of the safety and effectiveness of hydroxyurea in patients on potent antiretroviral therapy and who have less than 200 copies/ml of HIV

RNA in their blood." 包括研究者、投藥法以及病患數量等細節都彙整在其中。正如美國的臨床試驗，都會登錄在clinicaltrials.gov。

ACTG 5025 試驗的軼聞，詳見 "Pancreatitis Deaths Shut Down ACTG 5025," HIV *Plus Magazine* (February/March 2000)。

利斯維茲與羅利在羥基脲的應用及其臨床試驗上的特殊觀點，此可詳見於他們合著的一篇回顧："Hydroxyurea in the treatment of HIV infection: clinical efficacy and safety concerns," *Drug Safety* 26 (2003)。

針對羥基脲的上市調查與 ACTG 5025 試驗的謊報，美國食品藥物管理局於一九九九年十月二十七日寄送了一封警告信予必治妥施貴寶。此信收錄於美國食品藥物管理局官方網站，網址為 http://www.fda.gov/downloads/Drugs/GuidanceComplianceRegulatoryInformation/EnforcementActivitiesbyFDA/WarningLettersandNoticeofViolationLetterstoPharmaceuticalCompanies/UCM166219.pdf。

霍洛維茲發現 d4T 的論文為 "Nucleosides. X. The action of sodium ethoxide on 3'-0-tosyl-2'-deoxyadenosine," *Tetrahedron Letters* 7 (13) (1966)。

d4T 的歷史與耶魯大學的關聯，詳見 "Yale Pressed to Help Cut Drug Costs in Africa," *New York Times* (March 12, 2001)。

關於投予 d4T 後病患神經病變的發病率，討論於 "Human immunodeficiency virus-neuropathy with special reference to distal sensory polyneuropathy and toxic neuropathies," *Annals of Tropical Medicine and Public Health* 1 (2008)。

「我不確定今天提出的建議有多好。」此句引述自卡頓的話，收錄於 "F.D.A. Panel Recommends AIDS Drug Despite Incomplete Data," *New York Times* (May 21, 1994)。

華克在最初乍看達到療效時採取中斷療程的結果報告，可見 "Immune control of HIV-1 after early treatment of acute infection," *Nature* 407 (2000)。

「這個策略仍需要測試，停停走走的遊戲可能導致抗藥性產生，即使目前看起來野生毒株好像還在。」此句引述自佛契的談話，摘錄於 "Absence Makes the HAART Grow Fonder," *The Body* (February 1999)。

反轉錄病毒療法的策略性管理（SMART）改變了早先對於中斷療程的普遍意見，詳見 "CD4+ count–guided interruption of antiretroviral treatment: the strategies for management of antiretroviral therapy (SMART) study group," *New England Journal of Medicine* 355 (2006)。

羅利與利斯維茲在羥基脲上的研究結果公布於 "Lowering the dose of hydroxyurea minimizes toxicity and maximizes anti-HIV potency," *AIDS Research and Human Retroviruses* 21 (2005)。

第二十二章　原理展示

「我認為這是自從發現病毒以來我聽過最令人振奮的事情。我不相信大家竟然沒注意到這件事。」引述自羅倫斯的談話，收錄於 "The Man Who Had HIV and Now Does Not," *New York Magazine* (May 29, 2011)。

胡特於二〇〇八年加入波士頓智庫一事，收錄於強森與羅倫斯合著的 "amFAR Think Tanks: A Blueprint for Action Against HIV/AIDS," *amFAR, The Foundation for AIDS Research Newsletter* (September 16, 2008)。

薩亞對ＨＩＶ的三重複合攻擊，詳述於 "Safety and efficacy of a lentiviral vector containing three anti-HIV genes—CCR5 ribozyme, tatrev siRNA, and TAR decoy—in SCID-hu mouse-derived T cells," *Molecular Therapy* 15 (2007)。

薩亞在希望城以基因療法對付病患身上的愛滋淋巴腫瘤一事，刊載於 "RNA-based therapy for HIV with lentiviral vector-modified CD34(+) cells in patients undergoing transplantation for AIDS-related lymphoma," *Science Translational Medicine* 2 (2010)。

第二十三章　法庭上的好醫生

直到一九九一年的德國，美沙冬仍只有在患者處於極為特定的條件下（包含感染愛滋）才會列入處方。許多家庭醫生則迴避了這項規範，將這藥開給了藥物成癮患者。德國懲罰了這些醫師，吊銷了許多執照。一九九二年，麻醉品法（麻醉藥品法，Betäubungsmittelgesetz）讓美沙冬合法化。但是，要開出此藥仍須特殊證照。在德國歷史上關於美沙冬的漫長辯論，詳見"Substitution treatment for opiod addicts in Germany," *Harm Reduction Journal* 4(2007)。

第二十四章　一點也不讓人驚訝

第四屆國際ＨＩＶ持續性感染之治療工作坊的摘要與會議紀錄，其中包含加洛的開場白與胡特的演講內容。該內容存於全球抗病毒期刊網站：http://www.ihlpress.com/gaj_persistence2009.html。

關於佛契針對柏林病患所提出的考量，援引自個人訪談。

「這很好，而且一點也不讓人驚訝，但就現實層面來說實在不可能。」引述自佛契的談話，摘錄自"Rare Treatment Is Reported to Cure AIDS Patient," *New York Times* (November 13, 2008)。

終身抗病毒療程的平均成本，在沒有折扣的狀況下是七十萬九千七百三十一美元，有折扣的狀況則是四十二萬五千四百四十美元。此刊載於"new drugs and earlier treatment: impact on lifetime cost of care for HIV-infected adults," *AIDS* 26 (2012).

據二〇一一年米利曼醫學指數報告評估，如布朗接受的那種骨髓移植手術，將花費八十萬五千四百美元，資料在 http://publications.milliman.com/research/health-rr/pdfs/2011-us-organ-tissue.pdf。

舒發錠的花費，詳述於“Generic HIV drugs will widen US treatment net,” *Nature* (August 15, 2012)。

HIV患者與年長者的神經生理學，刊載於 “Pathways to neurodegeneration: effects of HIV and aging on resting-state functional connectivity,” *Neurology* (2013)、“Where does HIV hide? A focus on the central nervous system,” *Current opinion in HIV and AIDS* (2013)。

關於HIV對於神經的侵入狀況，詳述於 “HIV-associated neurocognitive disorder: pathogenesis and therapeutic opportunities,” *Journal of Neuroimmune Pharmacology* 5 (2010)。

HIV陽性患者在已開發國家的平均壽命近年來有躍升趨勢。這些收穫已刊載於 “Life expectancy of individuals on combination antiretroviral therapy in high-income countries: a collaborative analysis of 14 cohort studies,” *Lancet* 372 (2008)、“Potential gains in life expectancy from reducing heart disease, cancer, Alzheimer’s disease, kidney disease or HIV/AIDS as major causes of death in the USA,” *Public Health* (2013)。

早期即開始進行抗病毒治療的患者，其平均壽命的延長狀況，參見 “Projected life expectancy of people with HIV according to timing of diagnosis,” *AIDS* 26 (2012)。

第二十五章　兌現承諾

《以毒攻毒》是由卡夫曼所執導的一部短片，由紅燈出品。該片可見於 http://focusforwardfilms.com/films/72/fire-with-fire。

更多關於在費城兒童醫院所進行的 CART-19 臨床試驗的細節，可參考他們官方網站的內容：http://www.chop.edu/service/ oncology/pediatric-cancer-research/t-cell-therapy.html; http://www.chop .edu/system/galleries/download/pdfs/articles/oncology/summit-grupp -cart19.pdf。

更多關於懷海德的故事，可參見她的網站。在網站中，她母親卡莉已將其經驗用編年方式列出：http://emilywhitehead.com，並收錄於 "In Girl's Last Hope, Altered Immune Cells Beat Leukemia," *New York Times* (December 9, 2012)。

關於裘恩的背景資料，援引自個人訪談內容。

關於骨髓移植與冷戰的資訊，引自 "Atomic Medicine: the Cold War Origins of Biological Research," *History Today* 59 (2009)。

所有關於里凡的背景資訊，援引自個人訪談。

裘恩和里凡合著了一篇文章，講述其 CCR5 基因治療上的操作方法："Blocking HIV's attack," *Scientific American* 306 (2012).。

里凡和裘恩注意到的一篇關於樹突細胞的論文為 "Antiviral effect and ex vivo $CD4^{+}$ T cell proliferation in HIV-positive patients as a result of CD28 co-stimulation," *Science* 272 (1996)。

關於藍菲爾的背景資訊，援引自個人訪談。

HIV與SIV的相似百分率詳見於“Comparison of SIV and HIV-1 genomic RNA structures reveals impact of sequence evolution on conserved and non-conserved structural motifs," *PLoS Pathogens* 9 (2012)。

關於鋅指核酸酶（ZFN）的開發與應用，可進一步閱讀“Zinc finger nucleases: custom-designed molecular scissors for genome engineering of plant and mammalian cells," *Nucleic Acids Research* 33 (2005)。

關於SIV與HIV，可進一步瀏覽“Where the wild things are: pathogenesis of SIV infection in African nonhuman primate hosts," *HIV/ AIDS Reports* 7 (2010)以及“Natural SIV hosts: showing AIDS the door," *Science* 335 (2012)。

關於SIV已經演化超過三萬兩千年的證據，公布於“Island biogeography reveals the deep history of SIV," *Science* 329 (2010)。

在SIV的感染上，發病猴與不發病猴的模型比較，可參見“AIDS pathogenesis: a tale of two monkeys," *Journal of Medical Primatology* 37 (2008)。

人類與黑鼠 B6 之間基因型的相似度，可參見“Of Mice and Men: Striking Similarities at the

DNA Level Could Aid Research," *San Francisco Chronicle* (December 5, 2002)。

關於在小鼠和人類之間基因表現的比較，刊載於 "Genomic responses in mouse models poorly mimic human inflammatory diseases," *Proceedings of the National Academy of Sciences of the United States of America* 110 (2013)。

擬人化小鼠的ＨＩＶ感染模型文獻回顧，可參見 "Humanized mouse models of HIV infection,"*AIDS Reviews* 13 (3):135-148 (2011)。

部分研究者並不相信擬人化小鼠可提供任何有價值的ＨＩＶ治療模型。該意見收錄在 "The mouse is out of the bag: insights and perspectives on HIV-1-infected humanized mouse models," *Experimental Biology and Medicine* 236 (2011)。

裘恩在以ＨＩＶ攻毒的擬人化小鼠上投予 CCR5 鋅指核酸酶的試驗結果，公布於 "Establishment of HIV-1 resistance in CD4+ T cells by genome editing using zinc-finger nucleases," *Nature Biotechnology* 26 (2008)。

裘恩在 CCR5 鋅指核酸酶的臨床試驗上，對ＨＩＶ陽性自願者進行試驗的結果，發表在 "HAART treatment interruption following adoptive transfer of zinc finger nuclease (ZFN) modified autologous CD4+ T-cells (SB-728-T) to HIV-infected subjects demonstrates durable engraftment and suppression of viral load," Abstract #165, 18th Conference on Retroviruses and Opportunistic Infections,

Boston, MA (2011)。"Induction of acquired CCR5 deficiency with zinc finger nuclease-modified autologous CD4 T cells (SB-728-T) correlates with increases in CD4 count and effects on viral load in HIV-infected subjects," Abstract #155, 19th Conference on Retroviruses and Opportunistic Infections, Seattle, WA (2012)。

二〇一一年，米利曼醫學指數評估裘恩的團隊在自體移植上，投予CCR5鋅指核酸酶的花費，為三十六萬三千八百美元。這也因此使得自體移植的花費，較終身抗病毒療程的花費減省了將近三十萬美元。參見 http://publications. milliman.com/research/health-rr/pdfs/2011-us-organ-tissue.pdf。

第二十六章　有個孩子被治癒了：那又如何？

一個染上HIV的兒童被治癒的報導，來自"Functional HIV cure after very early ART of an infected infant," Abstract #48LB, 20th Conference on Retroviruses and Opportunistic Infections, Atlanta, GA (2013)。

引用自布魯和韋格納的談話內容，詳載於"Revolutionary treatment begins," *University of Minnestota News* (April 24, 2013)。

布朗打給布魯的電話內容，刊載於"Babies could be key to HIV cure," *Washington Blade* (Aplril

26, 2013)。

關於馬格里斯的背景資訊，引述自個人訪談。

關於組蛋白脫乙醯酶抑制劑（HDACi）在癌症治療上的歷史，與伏瑞斯特作為第一件由FDA核准的 HDACi 藥劑等，皆討論於 "Histone deacetylase (HDAC) inhibitors in recent clinical trials for cancer therapy," *Clinical Epigenetics* 1 (Dec 2010)。

馬格里斯對 HDACi 的一種——帝拔顛（valproic acid）進行的調查，詳見 "Coaxing HIV-1 from resting CD4 T cells: histone deacetylase inhibition allows latent viral expression," *AIDS* 18 (May 21, 2004)，以及 "Depletion of latent HIV-1 infection in vivo: a proof-of-concept study," *Lancet* 366 (Aug 13, 2005)。

馬格里斯測試伏瑞斯特的數據，可參見 "Expression of latent HIV induced by the potent HDAC inhibitor suberoylanilide hydroxamic acid," *AIDS Research and Human Retroviruses* 25 (Feb 2009)。

馬格里斯為 HDCAi 撰寫了一篇精采的文獻回顧，可參見 "Histone deacetylase inhibitors and HIV latency," *Current Opinion in HIV and AIDS* 6 (2011)。

馬格里斯面對人山人海時所演講的內容可見 "Administration of vorinostat disrupts HIV-1 latency in patients on ART," Abstract #157LB, 19th Conference on Retroviruses and Opportunistic Infections, Seattle, WA (2012)。

李文將其對伏瑞斯特的試驗數據與研判結果，分享於 “HIV latency and eradication: clinical perspectives,” Abstract #106, 19th Conference on Retroviruses and Opportunistic Infections, Seattle, WA (2012)。

「這是有史以來，我們首度證明有方法可以特別針對潛伏病毒，這是邁向治癒ＨＩＶ感染的第一步。」此話引述自李文，收錄在 “Drug helps purge hidden HIV virus, UNC study shows” from the University of North Carolina School of Medicine (March 8, 2012)。

第二十七章　鋅指一彈

承襲自我學位論文的研究結果，卡儂與我合著了 “Zinc finger nuclease-mediated CCR5 knockout hematopoietic stem cell transplantation controls HIV-1 in vivo,” *Nature Biotechnology* 28 (Aug 2010)。

卡儂的背景資訊，援引自個人訪談。

加州再生醫學協會為「夢幻團隊」提供資金，此事由協會報告於 http://www.cirm.ca.gov/our-funding/awards/ziinc-finger-nuclease-based-stem-cell-therapy-aids. 。

卡儂所說的「這方法能奏效，就像是『根本理所當然嘛！』那樣。這是最稀鬆平常的事情。我那時還沒心理準備，看到其他人對這些結果嘆為觀止。」摘錄自 “Locking Out HIV,” *CIRM*

Annual Report (2011)。

關於韓瑞奇與可瑞克斯的背景資訊，援引自個人訪談。

韓瑞奇第一篇關於波士頓患者的結果，公布在 "Long-term reduction in peripheral blood HIV-1 reservoirs following reduced-intensity conditioning allogeneic stem cell transplantation in two HIV-positive individuals," Abstract THAA0101, Ninteenth International AIDS Conference, Washington, DC (2012)。

波士頓患者受到各色出版品的關注，包括 "Two More Nearing AIDS 'Cure' after Bone Marrow Transplants, Doctors Say," *National Public Radio, Shots health blog* (July 26, 2012)。

針對控制者於療程中斷後的病毒學和免疫學研究（VISCONTI）此一群組所做的研究結果，公布於 "Post-treatment HIV-1 controllers with a long-term virological remission after the interruption of early initiated antiretroviral therapy ANRS VISCONTI study," *PLoS Pathogens* (Mar 24, 2013)。

關於巴爾提摩的背景資訊，援引自個人訪談內容。

巴爾提摩與陳紹虞首篇關於小干擾ＲＮＡ（siRNA）的論文為 "Inhibiting HIV-1 infection in human T cells by lentiviral-mediated delivery of small interfering RNA against CCR5," *Proceedings of the National Academy of Sciences of the USA* 100 (Jan 7, 2003)。

「amFAR 對於探究基因療法在消滅ＨＩＶ感染中扮演的角色，興趣源自於二〇〇九年於《新英格蘭醫學期刊》上關於柏林一位病患的報導。」此描述節錄自 “Manipulating the Smallest Building Blocks of Life to Defeat the World’s Biggest Infectious Disease Killer,” *amFAR, The Foundation for AIDS Research press release* (February 18, 2010)。

陳紹虞與巴爾提摩獲加州再生醫學協會資助兩千萬美元在「基於人類多潛能幹細胞技術，以 siRNA 干擾 CCR5 表現來治療ＨＩＶ」的研究，此報導於 “Researchers knock down gene to stop HIV in its tracks,” *Nature Medicine* 16 (2010)。

第二十八章　受虐的人、被尊敬的人、鍥而不捨的人

關於尤克描述布朗體內殘存病毒的內容，參看 “Increased risk of virologic rebound in patients on antiviral therapy with isolated detectable viral loads <48 copies/ml by Taqman PCR RT-PCR Assay,” International Work-shop on HIV & Hepatitis Virus Drug Resistance and Curative Strategies, Sitges, Spain (2012)。

「如果ＰＣＲ的循環數做得夠，連白開水都能偵測到粉紅大象的訊號。」此語節錄自 “Evidence That Man Cured of HIV Harbors Viral Remnants Triggers Confusion,” *Science Insider* (June 11, 2012)。

該篇新聞稿是由拉菲維雅德所發表的 “The So Called HIV Cured ‘Berlin’ Patient Still Has

Detectable HIV in His Body," *PRWeb UK* (June 11, 2012)。

「撇除斷續偵測到極低量的ＨＩＶ訊號的可能性，柏林病患已有五年未進行抗反轉錄病毒治療，但以標準試驗法已無法偵測到病毒血症，且其ＨＩＶ抗體已衰減，ＨＩＶ專一性Ｔ細胞已幾乎無法偵測到，且已找不到證據揭示與ＨＩＶ相關的免疫病程。該患者在任何臨床的定義下已達到長期的緩解，且幾乎可說是具根除性的治癒了。即使是文獻裡描述最卓越、最『非凡』的控制者，也具更多曾持續感染的證據。」此節錄於 "Challenges in detecting HIV persistence during potentially curative interventions: a study of the Berlin patient," *PLoS Pathogens* (May 9, 2013). 此論文亦包含兩個研究室於布朗停止治療後，針對其樣本連續五年進行病毒分析的數據資料。

時間軸

1981	辨識新型疾病，稍晚命名為愛滋
1993	耶森的男友感染 HIV
	於柏林舉辦愛滋研討會
1995	布朗診斷出 HIV
1996	韓恩診斷出 HIV
	開發出雞尾酒療法
	鑑定出 Delta 32 的突變
1998	韓恩被治癒
1999	耶森發表論文
2006	布朗被診斷出罹患癌症
2007	布朗首度進行幹細胞移植
2008	布朗二度進行幹細胞移植
2009	布朗被治癒
	胡特發表論文
	袞恩開始進行 ZFN 臨床試驗
2012	波士頓患者偵測不到 HIV
	罹患 HIV 的兒童被治癒
2013	VISCONTI 世代研究

致謝

首先，我要感謝布朗和韓恩。他們兩人以大部分的人都無法想到的方式，將自己貢獻給科學和醫學。他們樂於提供他們的故事，分享了我們靠著想像無法體會的細節和經歷。同樣地，兩位柏林病患的朋友、家人，以及伴侶也非常慷慨地分享他們的經驗，當他們的生命與ＨＩＶ被治癒的人共享時，讓我一窺他們生命的樣貌。你們可以在世界愛滋協會網站找到布朗的基金會。

同樣地，如果沒有耶森和胡特，這本書不會存在。他們兩人做的事情影響了上百萬人的生命。我感到萬分榮幸，可以訴說他們的故事，以及他們帶給世界的科學成就。他們在柏林的同事，不論是在耶森診所，還是柏林醫學大學醫院，都曾經非常體貼和熱心地協助我。

如果沒有我的經紀人亞伯坎密爾，這一切也不會成為一本書。我這一路上經歷的每個階段，打從一開始不見天日地拚命完成初稿，到緊張兮兮地從柏林寄發電子郵件，到最後找到適合的出版社，她都沒有缺席。

我永遠欠我的編輯摩羅一份人情。從我們第一次的對話開始，他就持續讓這本書變得更好。

他將難懂的免疫學文本變成了清楚的科學散文。他沒有漏掉讓任何一頁變得更好的機會。助理編輯希區考克透過她細心的修正和問題，替這本書帶來更好的品質。她對書的熱情透過她的編輯文字發著光，而我感到萬分榮幸能有她這麼一位讀者。整個達頓出版社團隊為這個計畫提供無與倫比的專業，我很幸運能與他們一起工作。

我一直很慶幸自己在為了寫這本書做研究時，得到許多人極大的幫助。如果沒有卡儂提供她專業和個人的協助，我早就迷失了方向。我在擬人化小鼠這方面接受的教育來自葛西亞和丹頓。我要感謝庫魯克斯、康恩，以及他們各自實驗室裡的成員，感謝他們分享他們在幹細胞和基因療法上的專業知識。

華克提供一個很好的實驗環境。他是一個很棒又極具耐心的人。對他和在麻州綜合醫院、麻省理工學院與哈佛大學的雷根研究所裡每個曾經給予我幫助和支持的人，說再多的感謝都不夠。我尤其要感謝匡恩、卓加、恩得羅夫、史翠克，以及拜恩，感謝他們的協助、耐心與對話，許多片段成為這本書內容的靈感來源。

許多研究人員協助我完成這本書，多到我恐怕沒辦法在此一一列出他們的名字。他們慷慨地分享自己的經驗和研究，並且閱讀和評審我的手稿，他們做的這些事情多麼令人感動。我特別要感謝何大一、巴爾提摩、佛契、裘恩、里凡、薩亞、加洛、迪克斯、尤克、韓瑞奇、可瑞克斯、荷姆斯，馬格利斯等人百忙中抽空，只為了這本書。

我很幸運在生命中遇見傑出的老師。特別要感謝蓋瑞，他替我在病毒學方面的知識奠定基礎，並在我崎嶇的博士求學路上陪伴著我。我第一次發現DNA複製的快樂，要感謝藍道爾，他是我七年級的科學老師，也是啟發我一生追求生物學研究的人。還要感謝歐布萊恩，他是點燃我的文學熱情的老師。

若是沒有我最棒的家人和朋友，我不可能完成這本書，他們替我付出許多：我的雙親馬可・凱茲和貝特西・布恩、我的母親伊娃・匡吉爾，還有我的婆婆盧比・霍特。我非常想念她們。約翰和喬伊斯・布恩、肯恩・霍特、席亞・霍特，克萊爾和傑瑞・馬克黎瑞、薛爾登・凱茲、蘿絲・匡吉爾、瑞秋和傑瑞・寇克利，伊莉莎白・金，以及尚恩・卡西門。特別要感謝我先生的弟弟史考特・霍特，他曾有一段時間犧牲自己的生活，幫我照顧他的姪女。沒有他，這本書根本寫不出來。

最後是我生命中最重要的兩個人：我的先生拉金和我的女兒伊莉諾。我的先生在我最需要他的時候，給了我無條件的愛、支持和耐心。我的女兒則讓我成為一個更好的人。

中英名詞對照及索引

文獻

五畫

六畫

七畫

八畫

九畫

十畫

十一畫

六畫

七畫

八畫

九畫

十畫

地名與組織

四畫

五畫

六畫

七畫

八畫

九畫

十畫

八畫

九畫

十畫

十一畫